認知症 *plus*
生活の継続

認知症看護認定看護師の実践が
明らかにする "生活" を考えたケア

認知症看護認定看護師
「施設の会」 編

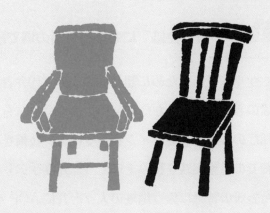

日本看護協会出版会

認知症 plus 生活の継続 も く じ

認知症 plus 生活の継続
—— 認知症看護認定看護師の実践が明らかにする "生活" を考えたケア

認知症看護認定看護師「施設の会」 編

認知症看護認定看護師「施設の会」とは ———————————— 岩本 由美子 — 004

第1章 　"終の住処" にもなる生活の場で認知症の人と共に　[特別養護老人ホーム]

誰もが平等であるために認知症の人の "代弁者" となりたい ———————— 松村 まり子 — 006

施設の看護師の判断が認知症の人の生命を左右する ———————————— 髙橋 睦美 — 016

認知症の人の発するサインを「受ける」技術を高めていきたい ————— 渡邊 麻衣子 — 028

特養での看護実践を積み上げて「認知症ケア」の質向上につなげる ——— 太田 由美 — 040

総合施設の特養に集う地域の人々と共に ACP を進めていきたい ————— 森 雪子 — 051

第2章 　さまざまな可能性を持つ "中間施設" での認知症ケア　[介護老人保健施設]

認知症の人の「笑顔を支える」施設看護をめざして ———————————— 森 あかね — 064

「今までの生活」を継続するために施設でできる支援をめざして ———— 渡辺 和子 — 075

認知症の人の "今までの生活" をどの "場" でも継続させることが重要 — 小林 晃子 — 086

認知症の人を「理解しよう」とすることから本当の "看護" が始まる ——— 坂本 祐子 — 097

第3章 医療に頼らないときから"その後"を見据えて寄り添う看護 [有料老人ホーム]

できること、できないことを見極め、「さりげなく支える看護」に取り組む — 窪田 妙子 — 110

認知症ケアこそ"看護の原点" — 溝井 由子 — 120

認知症の人が社会の一員として働いていられる社会の実現を願って — 立川 千代子 — 132

第4章 地域のあらゆる資源で可能な"認知症の人"への看護

[グループホーム、看護小規模多機能型居宅介護、クリニックほか]

利用者はもちろん職員も笑顔でいられる施設をめざして — 加藤 加代子 — 144

「看護」を必要とする人に寄り添い、自分自身の内面も磨き続ける — 宇野 久子 — 156

多職種連携による意思決定支援を引き出す看護師の関わり — 岩本 由美子 — 166

"認知症の人"の代弁者となって地域で求められる看護を実践する — 米田 啓子 — 178

"認知症の人"の思いや考えを大切にした看護実践を積み重ねて — 林 直哉 — 190

施設の認知症看護経験を生かして地域のクリニックでケアを実践 — 新倉 健太郎 — 202

第5章 対談

"老いの医療化"に惑わされず、
認知症の人の"本当の姿"を見つめてほしい — 中島 紀惠子・太田 喜久子 — 214

認知症看護認定看護師「施設の会」とは

　認知症看護認定看護師「施設の会」の正式名称は「介護保険施設等で活動する認知症看護認定看護師の会」ですが、会員は「施設の会」と呼んでいます。2015年1月に関東地方の介護保険施設等（以下：施設）に所属している認知症看護認定看護師（以下：DCN）17人が集まって発足しました。5年経過した今、いろいろな地域から29人が参加しています。

　「施設の会」は毎月1回、定例会で集まることを基本としています。主に東京都内で開催し、事例検討をしたり、悩みを相談し合ったりしています。また、SNSも活用し、集まりでは相談しきれなかったことを誰かがアップして、そのテーマについて会員同士の意見が飛び交っています。相談や報告事項は会員それぞれが抱えており、話題には事欠きません。話の中でわからないことがあっても、「貴重なチャンス！」とばかりに全員で学び合っています。本書の巻末対談（214ページ）にご登場の中島紀惠子先生や太田喜久子先生も、時折、定例会に参加され、貴重なご意見をいただいています。そして、次の日から新たな気持ちで認知症ケアに取り組んでいます。

　「施設の会」の重要な目的に、施設で活動するDCNを元気にすることがあります。定例会に来て、悩みを相談し、さまざまな意見から学んだ会員は、帰り際に、「元気をもらった！」「明日からまた頑張れる」と話します。この言葉を聞くと、「会を立ち上げてよかった」と思うと同時に「私も明日から頑張れる！」と元気づけられています。

　私たちは、取り組みを自分たちだけに留めず、外部に向けて発信しています。過去には、日本老年看護学会でのポスター発表や自主企画での症例発表会で、「施設におけるDCNに求められる役割」について発表しました。

　本書でも18人の会員が、さまざまな施設における認知症ケアについて詳細に報告しています。その内容は、施設だけでなく、病院の看護でも生かせるところが多いと考えています。本書が全ての人の認知症看護に役立つことを願っています。

2020年2月

介護保険施設等で活動する認知症看護認定看護師の会　代表

岩本　由美子

“終の住処” にもなる
生活の場で認知症の人と共に

誰もが平等であるために
認知症の人の"代弁者"となりたい

特別養護老人ホーム 明風園 生活支援グループ サブリーダー
認知症看護認定看護師　**松村 まり子**

「生活の継続」をめざした認知症看護　実践のポイント

① 認知症の人の"本人らしく生きる"を支える

② 認知症の人とその家族の"残りの時間"を共に生きる伴走者になる

③ 誰もが"人として平等に生きる"を支える

　私が施設における認知症看護を実践する中で「心がけていること」「モットーともいえること」は上記の3点です。

　本稿では、このように私が思うようになった経緯を、私自身が経験した事例や日頃感じている葛藤からお話ししたいと思います。

人事異動で特別養護老人ホームへ

　私は看護専門学校を卒業後、総合病院に勤務していましたが、結婚・育児を機に仕事を一時辞めていました。その後、復職に当たり、夜勤のない職場を選び、身体障害を中心とする県立の施設で働いていました。

　その頃（2000年頃）介護保険制度が始まり、私は人事異動で特別養護老人ホーム（特養）の看護師となりました。今、2カ所目の特養

■［施設の概要］特別養護老人ホーム 明風園 ■

［スタッフ数］	看護師3人、介護職員35人、生活相談員2人、機能訓練指導員1人、介護支援専門員1人ほか	［設置主体］	社会福祉法人群馬県社会福祉事業団
		［開設日］	2010年4月
		［所在地等］	
［入所定員］	入所80人／ショートステイ10人（2019年1月）		〒371-0004 群馬県前橋市亀泉町1-26
			TEL：027-269-4380
［平均年齢］	86歳　［平均要介護度］ 4.2（2018年度）		http://park15.wakwak.com/~meifuen/

で、看護師経験は 26 年、特養での経験は 13 年目になります。

利用者の尊厳のある日々を支えるケア

　私が所属している特養は、元々は県立の施設でしたが、現在は社会福祉法人である群馬県社会福祉事業団が経営しています。当法人は研修施設を有しているため、今も県からの委託を受け、介護職を対象にした研修を数多く実施しています。また介護福祉士や社会福祉士の実習生も多く受け入れています。

　法人の介護スタッフは介護福祉士の有資格者が多く、特養での仕事は初めてでも経験知の高いスタッフが多く在籍しています。職場環境としては働きやすい職場づくりを常に考え、県より「介護人材育成宣言認定証」をいただきました。最近では介護ロボットや IT を使った見守りなど、企業による介護関連物品の開発にも協力しています。

　特養は"終の住処"ともいわれます。そのため、当施設で最期を迎える人も多くいます。しかし、ショートステイの利用者は、定期的にレスパイトケアとして利用することが多く、主介護者が仕事を持ちながら在宅介護を継続できるよう支援しています。また当法人は、生活保護の受給者や、刑事罰で服役後に身寄りがなく、当施設を"終の住処"として求めてくる人も受け入れています。

　このような人たちの生活が、人として尊厳のある日々として過ごしていけるように整え、支えるのが私たちの使命だと思っています。

認知症看護認定看護師になったわけ

　このようなさまざまな背景を持つ生活者でもある利用者が、人として尊厳のある日々を送れることを願って仕事をするうちに、私は自分の認知症に対する知識不足を感じました。

☑ 特養で最初に感じたこと、戸惑ったこと

　特養に来た当初に感じたことは
「利用者はみんな同じような背格好で、服装は高齢者特有の衣類で、同じ行動をしているんだなぁ」
ということでした。例えば、「○○さ～ん」と名前を呼ぶと、利用者みんなが一斉に返事をするのです。そこには「○○さん」は 1 人しかいないはずなのに、みんなが返事をするという状況に戸惑いました。利用者の顔と名前が一致するまでに一苦労で時間がかかりました。

キーフレーズ

人として尊厳のある日々として過ごしていけるように整え、支えるのが私たちの使命

　施設の看護師では特に大切にしたい「使命」ですが、これは病院の看護師も常に心に留めておくべきことと考えています。

さらに利用者との対応で混乱したのが、「つい先ほど伝えたはずの内容を何回も何回も質問され、説明しても同じことを繰り返す」ということでした。慣れてしまえば画一的な服装や、何度となく繰り返される質問へも上手に対応することができるのかもしれません。しかし、このことに果たして“慣れてしまってよい”のでしょうか？　やはり、自問自答する日々が続きました。

□ 自分たちの仕事の効率性を優先していたことに気づく

そして、その後、1つの考えにたどり着きました。

「利用者を“画一的だ”と感じてしまったのは、こちら側がそのように扱って誘導してしまっているからなのではないか」
ということです。本人に好みの服装を選んでもらえば、「ああいった特徴の服を着るのはAさん」とわかりやすいでしょうし、「こんな人生を送ってきたBさん」と覚えれば、顔と名前や、その人の持つ特徴も早くに覚えられたに違いありません。

私は自分たちの仕事の効率性を優先するあまりに、利用者の個性を尊重せず、埋没させてしまっていることに気がついたのです。

現在の高齢者が青年期を送った時代は、まだまだ「自分の意見よりも家長の意見に従うことが当たり前」とされていた時代です。そのためか、利用者は、私たちに勧められるがまま、自分の意見をあまり出さず（持たず）、ただうなずくという人も多くいました。このことが私たちの感性をより低下させ、無意識に仕事の効率性を重視したケア、言い換えれば“利用者に選んでもらうことのないケア”を押しつけていたように思います。

□ “利用者ファーストのケア”ができるようになりたい

私は「特養には寝たきり利用者が多い」とイメージしていましたが、実際にはほとんどの人が離床していました。しかし、自分の意思で行動を選択し過ごしているというものではありませんでした。

長谷川ら[1]は、「高齢者社会ではQOLの向上のためには適切な質と量からなる選択の機会を積極的に用意する必要がある」と述べています。このことからも、「私たちが選んで押しつけたものではなく、利用者が選んだもの、利用者が選んだ行動をとれるよう支援することが重要なのではないか」と、おぼろげながらに自分の中に“考え”としてまとまっていきました。

このような「“利用者ファーストのケア”ができるようになりたい」と願った私は、すでに認知症看護認定看護師（以下：DCN）として

キーフレーズ

利用者に選んでもらうことのないケア

　あまり自分の意見を口にしない高齢者に対して、自分の仕事の効率性を優先していると、このようなケアに陥りやすいと考えます。大切なことは“利用者ファースト”のケアです。

働く知人の勧めもあり、DCNになることを決めました。

　今、私はDCNなって3年目です。そして、この3年間で"利用者ファーストのケア"という考え方が、より自分の中でモットーとして構築できるまでになってきました。そのような考えに至った事例を以下に3つ、紹介します。

認知症の人が"本人らしく生きる"ということの重要性

　まず、最初の事例は、私のモットーの1つ「認知症の人が"本人らしく生きる"ことが重要である」と考えさせられたケースです。

[Aさん／80歳代男性／アルツハイマー型認知症・脳血管性認知症]

　明風園の利用者であるAさんは80歳代の男性で、アルツハイマー型認知症および脳血管性認知症があった。脳血管性認知症は「まだら認知症」とも言われるように、気分の日内変動があり、Aさんは暴言を吐いたり、怒り出すと手が出るといった言動があった。

〈鼠径ヘルニアで緊急搬送。抗精神病薬が投与……〉

　ある日、Aさんは右鼠径ヘルニアの嵌頓で救急搬送をされる事態に陥った。三次救急の病院でヘルニアの嵌頓は整復できたものの、経過観察のため入院。しかし病院スタッフを殴るなどの暴力行為が見られ、一般病棟から精神科病棟に移り、抗精神病薬が処方された。さらに治療のため身体抑制をされ、手術を待機することになった。

　ところが、家族が手術によるリスクを恐れ、手術はせず退院。退院時は睡眠薬のみ頓用で処方。Aさんは退院した翌日、ヘルニアが再度嵌頓し、同じ病院に手術目的で再入院となった。今度は当初から精神科病棟への入院で、抗精神病薬の投与と身体抑制が余儀なくされることになった。

〈入退院ですっかり変わってしまったAさん〉

　Aさんは退院時も抗精神病薬が処方された状態で明風園に帰ってきた。度重なる入退院で体重は落ち、口数も減り、「暴言」や「怒り」といった形で"自分を表出できていた"のが、それすらもなくなっていた。Aさんの本人らしさがなくなってしまい、離床している時間も短く、食事や入浴以外は寝ていることが多くなった。

　何も主張せず以前の威勢のよさが全くなくなってしまったAさんの現状に対して、「介護しやすくなってよかった」と思う自分と、「本人らしさがなくなってこのままでよいのか」と悩む自分がいた。

■「本人らしく生きること」を支えて、認知症の進行を遅らせる

　私はAさんの過鎮静状態を、"本人らしくない"と問題視して捉えましたが、術後の安静のためもあり、施設の精神科医は内服継続と判断しました。この時点では治療が優先だったと思われます。しかし、私は「本人らしさや身体機能の低下はやむを得ないことなのか」「もっと違う働きかけがあったのではないか」と感じています。

　認知症は進行性に身体機能・精神機能など全てが低下していきます。しかし、その進行のスピードを「本人らしく生きることを支えること」で緩やかにできないものかと、Aさんのケースを経験した今、介護スタッフらと日々相談しながら奮闘しています。

キーフレーズ

進行のスピードを「本人らしく生きることを支えること」で緩やかにできないものか

　施設で認知症の人のケアを経験して、今、感じているのがこのことです。「本人らしく」を支えることで実際に認知症の進行が遅くなるように感じています。

> ## 認知症の人とその家族が
> ## "残りの時間"を共に生きる伴走者になる

　2番目の事例も、私のモットーとなった「認知症の人とその家族が"残りの時間"を共に生きる伴走者になる」ことを実践したケースです。

［Bさん／90歳代男性／アルツハイマー型認知症・脳梗塞・糖尿病］

　Bさんは明風園に80歳代の頃から入所している90歳代の男性で、アルツハイマー型認知症および心原性の脳梗塞と糖尿病もあった。ある日、下血により二次救急の病院に救急搬送されたが、そこで初めて腹部CTを撮影し、前立腺がんとそれに起因するであろう骨転移が判明した。

〈がんの治療はせず、退院するも痛みは少なく日常生活を送る〉

　通常であれば入院となるところだったが、「救急外来で大声を上げる」「押さえつけると身体全体で抵抗する」ことから治療ができず、帰園してきた。帰園後、Bさんの家族は、「がん性の痛みが出てきたら緩和目的で入院を希望したい」と言った。しかし、幸いにも、時折痛みを訴えるものの痛み止めも服用することなく、日常生活は送れていた。

〈Bさんの安らかな看取りのため家族に寄り添う〉

　半年が経過したころ、Bさんは誕生日を迎えた。スタッフは「誕生日祝いとしての贈り物は何が本人にとって幸せなんだろう」と考えた。するとBさんは日頃から「家に帰りたい」と言っていたことが情報として上がってきた。さらに家族も「一度家に連れて帰りたい」と希望していたことから、日程を調整し、一時帰宅をする準備に取り組んだ。

しかし、その頃Bさんはすでに下肢に浮腫が出てきており、糖尿病から踵には褥瘡ができて、処置しても経過は思わしくなく悪化していた。そのような状態のため不安な要素はあったが、「Bさんの希望を叶えてあげたい」と家族・多職種で協議し、一時帰宅を実行した。

一時帰宅中の出来事をBさんの妻から聞くと、「家にいるのはわかっているみたいだけど、しゃべらないんだよね。それでも気に入らないんだか、以前のように私に手が出たんだよ」と話した。家族の中では、Bさんらしさを取り戻したのだと思われた。

〈最期のときを妻と一緒に過ごせたBさん〉

帰園後、Bさんは一時帰宅中の写真をベッドサイドに飾り、折に触れ見つめている様子だった。その後も本人の希望で亡くなる数日前まで多床室で過ごし、常に"人の気配"が感じられる中で過ごした。食事時には離床し、一部自力で食べることもできていた。

Bさんは、亡くなる2日前に食事がとれなくなり、亡くなる前日に看護師の判断により個室に移った。個室では妻が付き添うことができ、妻もそれを望んだ。

夜勤帯になり、私は、これから起こるであろうBさんの身体上の変化を妻に説明した。現在の呼吸の状態から、さらに呼吸状態が悪くなること、苦しそうな呼吸をしていても本人は必ずしも苦しいとは限らないこと、手や足が紫色になっているのは大事な臓器に血液を送るためであること……、そして、「そのような変化の中でも、2人の思い出を話しかけ、手を握ってあげることはできます。それらはBさんにとって何よりも安らかなケアになります」と説明した。

同日の夜中、Bさんは妻に看取られながら人生を終えた。

▢ 残りの時間を共に生きる伴走者としての役割

Bさんが亡くなった後、妻から「あなたの言う通りでした。呼吸は少し苦しそうでしたが、穏やかでした」と言われたことを覚えています。

その後、グリーフケアとして、家族にアンケートをお願いして、Bさんの最期の日々を振り返り、看取りケアをさらによくするためにどうすればよいのかをスタッフで話し合いました。そして、多くのスタッフが「本人らしい生きざまであったこと」「最期に妻と過ごせたこと」などがよかったと意見を述べました。

Bさんのケースでは、自分の想いをうまく言葉にできない認知症の人とその家族の、残りの時間を共に生きる伴走者になれたことを、悲しみの中でも慶びとして感じています。

キーフレーズ

本人らしい生きざまであった

「生活の場」である施設での看護において、"本人らしさ"を重視することは大切ですが、特にそのケアが慶びとして還ってくるのが"看取り"の場のような気がしています。

誰もが "人として平等に生きる" を支える

最後の事例も、私のモットーとなった「誰もが "人として平等に生きる" を支える」ことを実践したケースです。これは人事異動で移った1ヵ所目の特養でのことです。

[Cさん／70歳代／脳梗塞後遺症]

Cさんは生活苦もあり、窃盗を繰り返して逮捕され、服役中に脳梗塞を発症した。脳梗塞の治療後、刑務所内で生活を継続していたが、刑務所には療養介護の機能はなく、介護の専門家が常駐しているわけではない。排泄は介護の便宜上、膀胱内留置カテーテルを挿入して管理されていた。

そんな状態のCさんを「受け入れてもらうことはできないか」と当園に相談が寄せられた。嘱託医を含め、複数の職員で受け入れを検討し、その結果、Cさんは入所することになった。

〈Cさんの状況を的確にアセスメントする〉

入所時、Cさんは、血圧低下を起こしていた。刑務所からの移動に車いすで長時間過ごしたことにより、迷走神経反射障害から低血圧を起こしていることが疑われたため、すぐに横臥してもらったところ血圧は回復した。さらに膀胱留置カテーテルは刑務所内の管理上で挿入されていたもので、本人の本意でないため抜去した。

Cさんは、見るからにるい痩状態であったため、摂取カロリー量や食事形態を現在のCさんに適したものとし、嗜好も他の利用者同様に配慮した。また、清潔も行き届いていたとは言えない状態であったため、現在の身体機能に適した入浴方法の検討を行い、清潔が保てるようにした。ケアプランには離床の時間を徐々に増やしていくことを立案した。

〈本人に合ったケアで "自分" を取り戻してきたCさん〉

こうした支援を続けたところ、Cさんの離床の時間は徐々に増え、体力もつき、離床していても低血圧にはならなくなってきた。膀胱留置カテーテル抜去後は自尿が見られ、年齢に比して高齢に見えていた外見も、年齢相応に見えるまでになってきた。

また、Cさんは入所当初は緊張気味の表情で、言葉数も少なく、ケアを拒否されることもあったが、場所に慣れ、人に慣れてきた頃から、表情に変化が見られるようになった。脳梗塞の後遺症があるため発語は少ないものの、身振り手振りや視線、その場の雰囲気などで意思表示をしてくれることも多くなってきた。その後Cさんは、「スタッフ

は融通が利かなくて困る」と愚痴を言うほどに意思表示をするように
なった。

□ "人" として平等にケアすることの大切さ

　Cさんのケースは当園が県立の施設であったが故の事例だと思いま
す。元受刑者というCさんが、閉ざされた生活空間から社会生活に戻
り、通常の生活に慣れるまでの過程を私たちは共に歩んでいます。そ
の中で、生活環境を整えることの大切さ、ケアする側はどんなに特殊
な背景を持つ人であっても「人として平等に生きる権利がある」とい
うことを認識していなければならないと感じさせてくれるものでした。
そして、Cさんが通常の生活に慣れ、意思表示をしてくれるまでの過
程は、自分たちのケアが認められたと感じられるものであり、それは
私たちにとっても大きな慶びでもありました。

　このように、どのような背景を持つ人であっても、人であれば平等
に人として扱われなければならず、それは提供している私たちに慶び
として還ってくることを実感した事例でした。

**急性期の病院での対応などで人としての生命の平等に
矛盾を感じる日々の葛藤**

□ 入院するか、施設で経過をみるか……難しい選択

　現在、急性期の病院は「在院日数の短縮」が求められます。入院期
間が短いということは、退院場所の生活に早くなじめるという利点が
ある一方、在宅療養が困難な場合には、退院場所として「施設」が選
択されることが多くなってきました。

　施設は"生活の場"ですから病院に比べ整った医療設備はありませ
ん。しかし、急性期は脱したもののまだまだ容態が不安定な高齢者は
多く、さらに高齢者の特徴として「症状がわかりにくく、状態の悪化
が急激に進みやすい」というものがあります。その上、認知症が加わ
ると症状の悪化がせん妄に取って代わることもあり、その扱いにくさ
からより対応が遅れてしまいかねません。

　このため、施設で働くスタッフは、利用者の身体状況の観察が特に
重要で、何か変化があれば病院につなぐタイミングを逸しないように
する必要があります。

　このタイミングをはかる判断には難しさがあります。特に認知症の
人にとっては、住み慣れた生活の場が一番安心できる場所ですから、

キーフレーズ

自分たちのケアが認めら
れたと感じられるもの

　ケアを行う対象が「何も
言ってくれない」ときは寂
しく感じることもありま
す。でも、根気よく、丁
寧にケアを積み重ねるこ
とで、いつか意思表示を
してくれるときがきっと
あります。そのとき「自分
たちのケアが認められた」
ことが慶びになるのです。

＊病院にいた頃の自分に伝えたいこと

〈認知症の人は面倒な患者だった……〉

　自分が病院で働いていた頃は、認知症の診断がついていない患者がたくさんいました。膀胱留置カテーテルが挿入されているにもかかわらずトイレに行き、戻ってくるとき病室がわからなくなって廊下をうろうろしている人もいました。何回も同じことを繰り返し聞き、聞いたことすら忘れてしまう人も多くいました。そんなことがあるたびに患者は看護師に怒られ、本人は何で怒られてしまうのか、それさえもわからなかったと思います。

　そのような認知症の人たちに、今なら「随分とつらい思いをさせてしまいましたね」と、そんな言葉を言えます。しかし、当時の病院では、いわゆる認知症の人は面倒な患者でした。

〈病人をケアする看護師が怒ってはダメ〉

　今、「認知症」という名前や、その発症機序などがいろいろ解明され、対応の仕方も周知されるようになり、世間も受け入れられるようになりました。それが時代の流れというなら、昔の認知症の人は風当たりが強い、いやな思いをたくさんしていたでしょう。「そんな人たちがいたからこそ、認知症が解明されてきた」と言えるのであれば、私は「みなさんは世の中に貢献しましたよ！　頑張りましたね」と伝えてあげたいと思います。

　そして、病院にいた頃の自分に対して「看護師が怒ってはダメでしょう！病人をケアするあなたが怒ってしまっては、患者は誰に頼るんですか？」と苦言を呈したいと思います。

施設の認知症の人にとっては「施設が安心の場」です。

「病院を受診して、入院することを優先するほどの身体状況の変化なのか」

「利用者の生活環境を整えれば自然治癒に向かうのか」

「認知症の人の QOL や身体状況を考えたとき、どちらがよいのか」

　これらは、これまでも幾度となく選択に迷ってきました。ここが「治療の場」と「生活の場」の違いかもしれません。

☐　人が平等でないと感じる日々の中で思うこと

　これほどまでに選択を迷う理由は、「治療を終えた利用者の退院のために病院に迎えに行くと、利用者に必ず何らかの代償がある」からです。具体的には「筋力低下」や「環境変化に伴う精神的な不安定」といったものです。「そうなるぐらいなら、まだ施設でみられるのではないか」と思ってしまうのです。

さらに受診した先の医師から、「どうしてこんなになるまで放っておいたの」といった心ない言葉や、「どこまで治療をするの」といった利用者の生命の選択を迫られることもあります。また救急の場面でも若い人が優先だからというニュアンスの言葉を耳にします。人が平等でないと感じる場面です。

このようなとき、人が平等であるために、認知症の人や高齢者の代弁者になりたいと、私は思うのです。

大切なことは"本人の体"が教えてくれる

DCNになってから日々の業務に追われ、利用者と向き合う時間がむしろなかなか取れずにいます。「自分は何をしているんだ」と落ち込むこともあります。それでも利用者の中で、いつもすましている人、笑わない人が笑顔になってくれると、元気が出ます。

人の笑顔はまわりの人を笑顔にしてくれます。利用者の怒った顔やつらい顔より、少しでも長く多くの笑顔を見たいと思っています。そのためにも日々の利用者への観察の中で「全身を看る」「できるだけ肌に触れる」ように心がけています。頭の先から足の先までの観察と、肌に触れたときの熱や腫れで気づくことがたくさんあるからです。

先進の医療機器を使ったり、瞬時の採血データをみたりすることは施設にはできません。だからこそ、「看て」「触れて」「感じて」のフィジカルアセスメントが大切であり、利用者の体が教えてくれるものと思っています。

＊

最後に今後について思うことを述べます。まず大切なことは「地域や在宅、施設で働く看護師が増える」ことだと思っています。そして、さらにDCNがその中に入り、その知識と実践力で認知症の人だけでなく、家族や関係するスタッフをサポートできる体制が整うことを要望していきたいと考えています。

キーフレーズ

「全身を看る」「できるだけ肌に触れる」

　施設の看護師で最も大切にしたいことが、このことではないでしょうか？ また、これこそが看護の力を発揮するポイントのように思います。全身を丁寧に看ることで、利用者がさまざまなことを教えてくれると思っています。

【引用・参考文献】
1）長谷川芳典：選択行動の実証的研究における5つの課題，岡山大学文学部紀要，63, p.11-30, 2015.

第1章

報告1　特別養護老人ホーム　明風園

施設の看護師の判断が認知症の人の生命を左右する

特別養護老人ホーム和楽園 医務室 認知症看護認定看護師　髙橋 睦美

「生活の継続」を支える認知症看護　実践のポイント

① 認知症の人に「聞き」、そして「伝える」

② 認知症の人の変化を少しのものでも見逃さないように、介護職と連携をとる

③ 「ポジティブなルーティンワーク」を観察に生かす

　私は現在、特別養護老人ホーム（以下：特養）の看護職となって4カ月経過しました（2019年12月）。前職場は介護老人保健施設（以下：老健）で、4年半在籍していました。看護師経験は17年で、認知症看護認定看護師として3年目を迎えています。本稿では、前職場である介護老人保健施設での認知症看護を中心に、現職場である特別養護老人ホームでの看護も含めて、認知症看護のポイントを述べます。

「認知症看護認定看護師」をめざすまで

■ 「病院の外の看護」って……

　病院で10年勤務していく中で、「病院内の業務しか知らない」という思いと、「病院の外で看護師として担える役割ってどんなところ

■ ［施設の概要］ 特別養護老人ホーム 和楽園 ■

［スタッフ数］	医師2人（非常勤）、看護師2.5人、介護職員16.2人、生活相談員1人、機能訓練指導員0.5人、介護支援専門員1人ほか	［設置主体］　社会福祉法人栄興会
［入所定員］	入所50人［男12人／女38人］／ショートステイ7人（2019年12月）	［開設日］　1989年9月 ［所在地等］ 〒270-1121 千葉県我孫子市中峠2473 TEL：04-7188-6261
［平均年齢］	86.8歳　［平均要介護度］3.9	http://www.eiko-kai.or.jp/publics/index/38/

があるのだろう?」という疑問から、私は病院の外に目を向けるようになりました。

そして、病院を離れ、病院以外の看護師ニーズを見ていく中で、さまざまな仕事に出会いました。小中学生の移動教室の添乗業務や保育園での保育看護、健診やイベント救護室での看護などです。

そのような中、2015年に「老健の夜勤専従勤務」との出会いがありました。そこでは病院で治療を終え、自宅へ帰るためにリハビリをしている高齢者の生活場面に関わる機会を得ました。

しかし同時に、病院とは異なり、点滴などの治療をしていない、いわゆる行動制限のない認知症高齢者の"制限された生活"を目にしました。それは認知症の人の思いを聞くことも、くみ取ることもせず、ルーティンワークに追われる介護という実態でした。

■「もっと認知症を学ぶ必要がある」

半年間、夜勤業務をする中で、私は認知症の人たちの"夜の様子"だけではなく、"昼間の様子"が気になってきました。「認知症の人って昼と夜では全く行動が違うんです」と介護職が話すからです。その情報を「自分の目で見てみたい」という思いが強くなりました。

そこで常勤として昼夜問わず、老健で勤務することにしました。すると、認知症の人たちの1日を支える中で、「認知症の人たちの健康管理」の難しさに直面しました。

具体的には、認知症の人たちの行動変容は"異常の前駆症状"の場合が多く、いつもと違う言動に気づきながらも、何がそうさせているのかわからず、ぐったりしてから対応するという現状です。「○○さんは"信号"を出していたのに、こんなにつらい思いをさせてしまった……。どうして早く気づけなかったのだろう」と落胆の連続でした。

私は「自分には知識が足りなさすぎる」と実感し、「もっと認知症の人たちの思いや訴えをくみ取るためには、認知症を学ぶ必要がある」と思いました。そして、一念発起して認知症看護認定看護師(以下:DCN)をめざしました。

中間施設である「老健」だが在宅復帰する人はごく少数

■ 現実は「特養」への入居を待つ人が多い

老健の定員は施設によって異なりますが、前職場は100床でした。

キーフレーズ

○○さんは"信号"を出していたのに

「生活の場」である高齢者ケア施設では、"その人"の普段の様子をよくみていく必要があります。そうしないと、ちょっとした異常に気づくことができません。

第1章 報告2 特別養護老人ホーム 和楽園

017

50床が一般棟、50床が認知症棟となっており、認知症棟は認知症を有している人が入所されています。

老健は基本的に「在宅復帰」を目的とした中間施設としてのリハビリ施設ですが、実際に在宅復帰する人はごく少数です。多くの入所者が終の住処である「特養」や「有料老人ホーム」に申し込みをしており、入所の順番を待ちながら生活しています。なお、老健施設によって「半年」「1年」と入所期間を定めているところもありますが、前職場では決まった期間はありませんでした。

看護師は24時間体制で看護に当たります。医師は常勤医が1人おり、入所者の担当医となります。老健に入所した時点で、かかりつけ医から施設医へ"主治医"が代わります。

▢「認知症ケア」には積極的に取り組む

前職場では「認知症ケア委員会」（以下：委員会）を設けていて、認知症ケアに力を入れていました。委員会では「認知症ケアマニュアル」を作成しており、そこでは認知症ケアの方法を根拠と共に記載しています。例えば、レクリエーションの方法をマニュアル化し、声かけ方法やケアの意義も解説しています。これにより、レクリエーションが苦手なスタッフも実施しやすいものをつくっています。

認知症ケアに関する勉強会も年に2回実施しています。1回は基本的知識の普及、2回目は施設内事例から紐解く対応などの具体的支援方法を学ぶ機会としています。

また、施設内研修の一環として「認知症サポーター」の養成も行っており、施設職員全員がオレンジリングを持っています。

施設に来て初めて気がついた3つのこと

私は看護師として10年以上、病院勤務をしてから、老健の看護師になりました。老健に来て、病院との違いを感じたこと、施設に身を置いたことで初めて気づいたことを以下に述べます。

▢ 老健と病院、看護師の立ち位置の違い

1つ目は「看護師の立ち位置の違い」です。病院でも老健でも1人の患者・入所者に多くの職種が関わります。そこにおける「看護師の立ち位置」が病院とは大きく違い、戸惑いました。

病院における看護師は「医師の指示を受けた看護師を中心にコメディカルが連携していく」というように、看護師はコメディカルの

リーダー的印象があります。しかし施設では、ケアマネジャーを中心としたコメディカルの1人として看護師がいます。施設の看護師は、いわゆる"縁の下の力持ち"的立場です。

認知症の人が自由に生活できるように、多職種が制限なく介護支援できるように、「健康」を維持する。そのために必要な情報を看護師が積極的に提供し、施設の多職種の間で共有することが求められます。

☐ 認知症の人を取り巻く環境要因としての"職員"

2つ目は「"職員"も認知症の人を取り巻く環境要因になること」です。老健では、認知症の人が介護職のケアを嫌がることもなく受け入れていました。それは介護職が「認知症を見ている」のではなく、認知症の人の「個を見ている」ことでできるのだと感じました。介護職は日々の生活の中で、"その人"の好みやこだわり、習慣などをくみ取ってケアをしています。その繰り返しが認知症の人の安心感につながっていると感じます。認知症の知識がなくても、感性でケアできる介護福祉士の多さに驚きました。

しかし、個々に提供しているケアは"その職員独自のもの"で、「その人に合わせた心地よいケアはその職員だけができている」のが現状でした。つまり、心地よいケアを職員間で共有できていないのです。これは介護業界の弱点と感じています。それぞれの介護職が個々の感性でケアをしていて、それを共有する時間や伝えるための言語化が難しく、共有を困難にしています。

1人の認知症の人の24時間の生活には、さまざまな人が関わります。どんなに個が心地よいケアをしても、認知症の人にとっては、さまざまな人が異なるケアで関わってしまうと混乱してしまい、心地悪さにつながります。そして、そのケアの質の差が、認知症の人のBPSDにつながっているのではないかと感じるときもあります。

一方、介護職もそれを感じているようです。「○○さんの日はざわつくよね」とか、「△△さんと◇◇さんの夜勤コンビはアクシデントが多い」などをよく耳にします。しかし、そこまで具体的に実感していても、「なぜ、ざわついているのか」までつながりません。

このように関わる私たち自身が認知症の人たちを取り巻く環境要因として、とても影響が大きいことに気づかされました。これは治療機関ではなく、生活を共にする施設だからこそわかることだと感じます。

☐ 認知症の人を支える「ポジティブなルーティンワーク」

3つ目は「ポジティブなルーティンワーク」です。「認知症の人の

キーフレーズ

ルーティンワークの中の
ケアを見てみると、ネガ
ティブなことだけではな
く、ポジティブなことも
見えてきた

　毎日決まったことを行
うルーティンワークでは
新たな発見をすることが
難しいように思いますが、
その"繰り返す"ことがよ
い方向に向かうという意
識を持てば、気持ちはポ
ジティブに変わります。

思いを聞くことも、くみ取ることもせず、ルーティンワークに追われる介護」と前述しましたが、私はこのルーティンワークに追われる介護業界の実態を、当初はネガティブに捉えていました。しかし、認知症看護を学び、再びルーティンワークの中のケアを見てみると、ネガティブなことだけではなく、ポジティブなことも見えてきたのです。

　認知症の人は突発的な事象を苦手とします。それは本人が理解するのに時間がかかり、理解し、対応するまでに混乱を来たすことが多いからです。しかし、「いつも決まった時間に、決まった生活がある」場合、認知症の人も、その生活に慣れ、混乱することなくケアを受け入れることができるようになります。そのような事例を紹介します。

［Aさん／60歳代男性／小脳梗塞、高血圧症、糖尿病］

　Aさんは、入所したばかりで朝食の時間に起きることができず、欠食が続いていた。そこで、毎日、朝食30分前に声をかけて起床を知らせ、食事の5分前に離床するケアを繰り返すことにした。すると、Aさんはだんだんと朝食を決まった時間にとれるようになってきた。

　さらに、壁に朝食の時間を書いた案内を表示し、Aさんがいつも身につけていた腕時計を渡すと、朝の起床の声かけだけで、自分で時間を見て、食事の席に着けるようになった。

　しかし、これは決して簡単なものではありませんでした。そもそもAさんが「朝食を食べたくない」という意欲の問題なのか、「食べること」や「食べる時間」、そして「朝食」を理解できない失認・失行・失見当識なのか、また「食堂で食べることが嫌」なのか、もともと「朝食を食べる習慣がない」のか、「朝寝坊したい」のかがはっきりわからなかったからです。そこで、家族や職員がAさんに関わった際の反応、Aさんが「食べたとき」の関わり方、「食べられなかったとき」の関わり方など共有していく中で、食堂ではなく部屋で食べてもらったりもしました。このように試行錯誤する中で、Aさんに合う方法を見つけ、同じ関わりを繰り返すことで可能となったのです。

　また、他の利用者Bさんはトイレ誘導に対して拒否が強く、介入を拒んで失禁していましたが、毎食後に声かけを続けると、いつのまにかBさんにとってトイレ誘導が苦痛ではなくなり、笑顔でトイレに行けるようになって失禁がなくなりました。

　このように時間をかけて同じ関わりを繰り返し、"習慣化"していくことで、それが"いつものこと"になり、AさんもBさんも受け入

れやすくなったものと考えます。ただし、決して"習慣化"だけがそこにつながって実現したわけではありません。そこに「本人のやり方」や「心地よい介入方法」が合わさったからこそです。

「決まった時間に介入する」というのは、介護施設ならではのルーティンワークだからこそできるケアであると考えます。

DCN として心がけていること

☐ 施設の認知症看護で重要な「本人に聞き、伝える」

DCN を取得してから、看護実践する中で私自身が一番変わったことは「本人に聞き、伝える」ということです。

以前、病院で勤務していたときには、認知症の人本人に「聞く」こともせず、「説明する」ことすらしませんでした。そしてキーパーソンとなる家族の意思を尊重することが多かったのです。これは私の勝手な先入観（説明してもわからないだろう、意思決定できないだろう）で決めつけ、そうしていたように思います。

しかし、老健という施設で、認知症の人の日常生活に関わる中で、認知症の人がどんなことを楽しみ、大切にして生きていて、どうなることを望んでいるのかが少しずつ見えてくるようになりました。そして、認知症以外の病気になる前から「もし、何か病気になったら、どうしたい？」と聞くことを心がけるようになりました。もちろん、その人の認知症の重症度にもよりますし、理解力によっては聞けない人もいます。家族に聞く場合でも、「ご本人ならどのような選択を望みますか？」と尋ねるようにしています。

逆に、入所期間が長い方や、入所時には自己決定が可能な方の場合は、認知症初期の時点でその人の思いを聴取し、「○○さんは、以前はこのようにご希望されていました」と家族に伝えた上で、判断していただけるような取り組みをするようになりました。

☐ 本人の思いをくみ取り、家族と密にコミュニケーションをとる

認知症の人の場合、細かい治療方針や延命処置などを説明しても理解して選択することは大変困難です。しかし、「最期はどうしたいですか？」と聞くだけでも"選択の幅"は狭くなります。本人からは「ここ（施設）でみんなと暮らしたい」「家に帰りたい」「家族に迷惑かけたくない」など、本人の価値観や願いが見えるワードが出てきます。それだけでも「なにも聞かない意思決定」より価値があると考えます。

キーフレーズ

「もし、何か病気になったら、どうしたい？」

入所者・利用者が元気なうちに、ときどきこの言葉をかけて、本人の意向を聞いておくことは、生活の場である施設でのケアにおいて重要ですが、病院においても、このような気持ちを持つことは大切だと思います。

「病院のベッドで最期を迎えるより、ここで皆さん（入所者）の声を聞きながら、にぎやかな中で最期を迎えてくれると寂しくないと思います」と話してくれた家族もいました。

認知症の人にとっての「家に帰れない現実」と、家族にとっての「家で看取れない現実」の中で苦渋の決断が迫られます。そんなとき、最終的に「慣れ親しんだ施設での最期」を選択していただけることは、とてもありがたいことです。

そこで私にできることは、本人の状況をしっかり把握し、家族と密にコミュニケーションをとって、その最終の選択を一緒に考えていくことだと思っています。

生活の場である「施設」において看護師に期待されること

□ 少しの変化も見逃さず「健康管理」に生かす

次に「施設の看護師に期待されること」を整理します。

まず、施設看護師の大きな役割でもある「健康管理」です。その中には、「異常の早期発見」が求められます。高齢者は症状が出てからでは回復に時間がかかり、その間に持っている生活機能が奪われていきます。そのため、異常の早期発見のために“少しの変化”も見逃さないように心がけています。

その変化を見逃さないためには、多職種連携が大切になります。認知症の人は自身の不調を言葉で伝えることを苦手としていますが、“言葉ではない方法”で伝えようとしてくれています。その“信号”を受け取るためには自分の2つの目だけでは足りません。

認知症の人に関わる多くのスタッフや家族とも情報を共有しながら、認知症の人の信号をキャッチする必要があります。「いつもと違う」「何か違う」という小さな変化に気づくことは、「いつも」を知らないとできません。生活の場である施設であるからこそ、その「いつも」を見ることができます。

□ 日常生活に即した観察で「いつもと違う」理由を把握する

また、認知症の人が、どのような食べ方をして、どのように排泄をして、どのように眠るのか——そこに焦点を当て、看護師としての観察を行います。どのような状態の排便を何時にするのか、排尿回数はどのくらいなのかなど、日常生活に即した観察が必要になります。さ

キーフレーズ

“少しの変化”も見逃さない

施設の看護師に期待される大きな役割がこれだと考えます。高齢者や認知症の人は自覚症状を捉えづらく、訴えないこともあります。常に看護の視点での観察は重要です。

らに、その過程において「本人のこだわり」はどのようなことなのか、どのようなことを好むのか、逆に何が苦手で、どのようなことを不快に感じるのかをつかむことも重要です。

これらの観察から得られることは、「いつも」と違う理由が、ケアの不快からくるものなのか、体調の変化なのかを判断する上でも必要な情報となります。そのため、認知症の人に対しては、特に「生活様式も把握した上で看護する」ことを重視しています。

▢ 施設から在宅に戻るケースでは「食事」と「排泄」に注意する

老健は中間施設ですから、少ないながらも自宅に戻る人がいます。このような人に注意しているポイントを述べます。

在宅生活を可能にする大きな要因は「食事」と「排泄」です。三食、自分で食べられることは非常に大きいことです。今は、在宅サービスとして配食もありますから、自分でつくる必要はなく、だからこそ「食べられること」が大きいのです。

また、「排泄」も大きな要因となります。家族介護においても排泄にどのくらい援助が必要なのかは在宅生活で重要な要素です。

キーフレーズ

生活様式も把握した上で看護する

　そもそも看護は「その人の生活行動を支える」ものとナイチンゲールも語っています。施設の看護師となって、あらためてその大切さを実感しています。

> ## 病院と施設、それぞれの役割を担いつつ共有することが連携につながる

ここで事例を紹介します。入院していた入所者が施設に帰ってきたとき、大きく体調が変化していたケースです。

[Cさん／80歳代男性／脳血管性認知症、急性心不全、肺炎]

Cさんは、入院によりADLが低下し、施設に帰ってきたときには大きく食事量が減退していた。治療により食事が中止となり、病院では車いすに乗ることもできず、ほぼ寝たきりで活動性が低下した。Cさんは認知症のために「治療の必要性」が理解できずに暴れたため、入院中はベッド上で体幹抑制とミトン装着となっていた。

しかし、Cさんは施設に戻ってくると、食事摂取量が上がり、ADLも徐々に上がってきた。そして、ほぼ入院前の状態に戻ることができた。

▢ SOLとQOL

病院において優先すべきは「SOL：Sanctity Of Life ／生命の尊厳」です。そのためCさんは、食事中止と点滴、バルーン挿入となって、

活動を制限せざるをえない治療が必要でした。

　病院において優先すべきは QOL ではなく SOL であったことを考えると、Cさんの生命が維持できて、こうやって施設に帰って来れたことに感謝があります。

□ 集団生活の場である「施設」だからこそできるケア

　Cさんのように、施設入所者は施設に戻ると食事摂取量が上がり、ADL も徐々に上がり、入院前の状態に戻る人が多くいます。これは施設が"家のような場所"であり、そこには顔なじみの入居者がいて、よく知っている職員がいる、これらが大きいと考えます。いつもの生活空間に戻り、いつものように顔なじみの仲間と一緒に食堂で食事することは回復に必要な大きな力となります。

　また、認知症の人にとっては「周りの人たちが食事をしているのを見て、"ごはん"だと認識する」ことがあります。日本人は幼少期から幼稚園・小学校・中学校と集団行動の中に生活しています。昔は大家族が多く、寝食を共にする生活でした。周りの人に合わせ、同じ時間を共有することに慣れています。

　そして食事をすることは生命維持において非常に重要なことですが、一番大切なことは「食事が楽しい時間になる」ことです。施設などで集団生活をせざるをえない認知症の人の場合、食堂という場での食事のように、同じ時間を共有できること、知っている人がいることは生活する上でとても影響が大きいと考えます。

　さらに、就寝時には周りの人たちが就寝しているのを見て、寝る時間を認識することもあります。それは施設が共同生活の場であるからだと考えます。そこに個に合わせたケア（援助方法）がされることで、より生活がしやすくなります。

□ 治療を行い、早い退院をすることで可能になること

　一方、病院の場合はスペース的な問題もあり、どうしても食事はひとりで、床上もしくはベッド脇でとる場面が多いと思います。しかし、病院は治療の場です。すぐに治療にとりかかり、早い退院になれば、施設に戻ってから、ゆっくり時間をかけた支援ができます。

　連携においては「役割」があります。病院では「治療」をして、施設では「生活を支援する」という役割です。連携・役割を考えると、病院でなければできないこと、施設だからできることがあります。その中で、役割を担いつつ、共有できることが連携につながると考えます。

認知症高齢者が急増する今後に向けて

☐ 「目の前にいる人」が幸せになるケアを

認知症の人が急増しても、私が関わることのできる認知症の人は限られます。私がめざしていることは、目の前にいる認知症の人とその人と関わる人たちが幸せに暮らせることです。認知症の人が幸せなことはもちろんですが、家族やケアに関わる人がつらい思いをせず、楽しく幸せでなくては認知症ケアの意味がありません。

それには、目の前の認知症の人に関わるスタッフや家族と共に、認知症の人が幸せだと感じることができる生活をつくり上げる必要があります。そのために必要なことは認知症の知識を持ちつつ、「病気をみる」のではなく、「その人の個性をみる」こと。それを自分自身の2つの目だけを頼るのではなく、より多くの目を頼ることだと思っています。

☐ 病院の医師や看護師にお願いしたいこと

病院の医師や看護師は入院だけではなく、外来を受診したそのときから、患者がどのような生活環境に居るのか把握していただきたいと思います。

例えば、老健の場合、看護師は24時間体制ですが、特養の場合、看護師は日中しかいないところが多く、介護職はどちらの施設も24時間います。また、ケアハウスの場合は自立した生活ができる人が入所しているところが多く、ほとんどが独居です。身体介護を受けられるかどうかは施設の特徴や入居条件によって異なります。施設によっては介護の必要な人は入居できず、要介護認定を受けていない場合もあります。その場合、熱発で受診し、処方のみで帰宅しても、体調不良のために自分のことが何もできない場合が多く、困ったことになります。決して入院が必要になるほどではありませんが、解熱までの2～3日だけでも誰かサポートしてくれる人が必要です。

このように、高齢の患者の環境はさまざまです。そのため、例えば、ちょっとしたことを助けてくれる人がいるのかどうかを、病院で確認していただけると、新たなサービスの調整が可能になり、すでにサービスを受けている場合は連携の足がかりになります。

病院の看護師は、治療を行う医師の選択や判断に合わせ、患者の生活の場や状況を理解した上で、外来受診のみで帰宅の判断が妥当であるのかを含め、診療の補助を担うことが求められます。

キーフレーズ

「病気をみる」のではなく、「その人の個性をみる」

認知症の看護において、特に重要な視点だと思います。看護師はどうしても「病気」のことにとらわれがちなので、その人の「個性」の大切さも考えたいところです。

＊病院にいた頃の自分に伝えたいこと

〈老健の厳しい医療事情……〉

　病院にいた頃の自分は、施設から受診に付き添ってきた看護師に対して「どうしてこんなになるまで受診できなかっただろう」と疑問でした。施設で勤務する今、その頃の無知な自分が恥ずかしくなります。

　国は介護老人保健施設に対し、誤嚥性肺炎・尿路感染・帯状疱疹は施設で治療できるように加算を設けています。しかし、施設での治療は採血・検尿しかできないのが実情です。また、病院受診にかかる費用は、ほぼ施設負担であり、施設での検査代や治療費も施設負担です。そうなると、抗生剤の感受性検査はせず、施設採用の少ない抗生剤の種類の中で選択し、治療を行うことになります。耐性菌にかかわらず、レントゲンもとれないので、フィジカルアセスメントにより治療が始まります。

　これらは医師が常勤している老健だからこそできることでもあり、早い段階で治療開始ができるのはメリットとはいえ、厳しい医療体制の中での治療でもあります。実際に治療をしていく中で、「これ以上の治療は施設では困難である」と判断した施設医の指示で病院受診となるケースも数多くあります。そのようなケースを、病院にいた頃の私は何も知らずにみていたわけです。

〈患者の環境や状況を理解しようとしてほしい〉

　今、施設の看護師となった私は、受診した際に病院の看護師から実際に言われたこともあります。「なんでこんなになるまで受診できなかったんですか」と。そのとき、私は「すみません」としか言えませんでした。

　この経験から、自分も昔はそう思っていたと感じました。病院の中でのみ求められる知識だけでつくりあげた自分の価値観で思ったことが、どんなに無知であったかを今さら気づくことになりました。

　しかし、そのときに「国が現在の老健に求めていること」や「自施設の現状」を病院の看護師に話したところで、同行受診した体調の悪い入所者には関係のないことです。そして、そこまでつらい思いをさせてしまったのは私たちの「施設」なのです。

　ただ、病院を受診する人にはさまざまな生活環境や状況があり、病院看護師が責めるべきはそこではないはずです。患者の環境や状況を理解しようとすることが大切で、病院にいた頃の自分に今だからこそ、それを伝えたいと感じています。

認知症の人の生活を支えられることの尊さ

　「施設」はどうしても第一線を離れた看護師が勤務する場所と捉えられがちです。現に全国に同志といえる DCN は 1500 人以上もいま

すが、施設に勤務するDCNは60人に満たない状況にあります。しかし、施設看護の現場こそがエネルギッシュな世代の看護師を必要としているのです。

看護師自身のフィジカルアセスメントなどの観察力や知識、判断力、そして何より看護観が試されます。私自身、施設はとてもやりがいのある場所だと感じています。なにより、認知症の人の生活を支えられることの尊さを実感しています。

看護師の判断が重要になる特養で介護職と共に入所者を支える

今、施設医のいない特養で勤務する中で、より自身の判断がその人の生命を左右することを感じています。

ですから、認知症の人が「いつもと違う」「何かおかしい」と思う直感がとても重要になります。いつも一番近くでケアにあたる介護職の「今日はなにかいつもと違うんだよね」という言葉を、私はとても大きな情報として捉えています。

特養の配置基準として、介護職は入所者3人に対し1人であるのに、看護師は入所者25人に対し1人となっています。実際の業務では看護師2人で日勤をしていても、1人対50人の業務となります。だからこそ、入所者の異常の早期発見には介護職の目がとても大切な情報となります。

これからもより"多くの目"を頼り、「幸せな時間を多くの人と一緒に過ごしていきたい」と日々感じながら勤務しています。今、この環境をとても幸せに感じています。

知症の人の発するサインを「受ける」技術を高めていきたい

特別養護老人ホーム博水の郷　看護課／認知症看護認定看護師　**渡邊 麻衣子**

「生活の継続」をめざす認知症看護　実践のポイント

① その人の生活＝生きる活動を支える意識を持つ

② 認知症の人は死ぬまで「変化し続ける人」だと理解する

③ 自分の中に「思い込み」（偏見）はないか、常に向き合う

④「生活史」ではなく「現在の“その人”」を注視する

⑤ 認知症の人の“喜怒哀楽”を大切にできる環境を整える

　私が特別養護老人ホーム（以下：特養）における認知症看護を実践する中で「心がけていること」「大切にしていること」は多くありますが、特に上記の5点を挙げたいと思います。

高齢者ケア施設で働き出すまで

　看護師になって、はじめは横浜赤十字病院の整形外科・脳外科の混合病棟に配属され、3年目から内科病棟に勤務しました。入院患者と関わっていくうちに、私は「患者さんの心身の状態が悪くなってから病院に入院してくるのを迎える形ではなく、その人たちが“暮らす場所”で、できる限り、個々の“生活”を続けていくために関わってい

［施設の概要］特別養護老人ホーム 博水の郷

［スタッフ数］	看護師8人、介護職員55人、生活相談員2人、機能訓練指導員2人、介護支援専門員1人ほか
［入所定員］	入所90人／ショートステイ18人（2019年8月）
［平均年齢］	88.9歳　［平均要介護度］4.3

［設置主体］　社会福祉法人大三島育徳会
［開 設 日］　2002年4月
［所 在 地 等］
〒157-0077 東京都世田谷区鎌田3-16-6
TEL：03-5491-0340
http://www.oomishima.jp/publics/index/7/

きたい」という思いが強くなっていきました。そして、訪問看護や高齢者ケア施設の看護について情報収集をしたり、研修などに参加したりして、転職を決意し、有料老人ホームの看護師になりました。

2019年11月現在、看護師経験としては19年目、特養での経験は16年目になります。

特養の看護職となって感じたこと

病院の看護師から特養の看護師となって、あらためて気づくことや学ぶことがありました。その一部を振り返ってみます。

☐ 「生活の主導は本人にある」ということ

病院で働いているときの私は、「生活の主導は本人にある」という、そんな当然のことも見えていませんでした。

病院では、毎日、複数人の患者を受け持ち、必要な処置や検査、清潔ケアが効率よく進むよう動いていました。しかし、一人ひとりの患者から見れば、「いつ看護師が来て、そのときに何をするのか」がわからない状態だったと思います。疾患や治療に伴う心身の苦痛に加えて、治療やケアを待機する"受け身"の状態を強いてしまっていました。また、"病院"という慣れない環境に不安も多い中、自分の生活をコントロールできないストレスを与えていたかもしれません。

実際には、看護師が患者全員の希望を聞いて予定を立てることは難しいのですが、入院している人たちは「患者」である前に生活している「人」であることを理解し、関わりを検討すべきだったと思います。

施設で働きだして、必要な支援を受けながら、しっかりと"自分の人生"を生きている高齢者の姿を見たとき、「治療の場／生活の場と切り分けているのは私たちで、本人からすれば、どこであろうと自分が今いるところが"生きる場所"であることに変わりない」というのに気がつきました。生活の主導権はいつも"本人"にあり、その支援者の1人として"私"がいるのです。そのことを大切にしていきたいと今は考えています。

☐ ごく自然な形で「生活力を発揮できる機会」があること

施設では、さまざまな行事やレクリエーションがあります。初詣・節分・ひな祭り・母の日・父の日・七夕・クリスマスなど、家庭でも行ってきたイベントから"季節"を感じ、運動会や遠足などで外出を楽しむことができます。書道や華道、歌などの趣味に興じたり、訪問

キーフレーズ

「患者」である前に生活している「人」であることを理解

病院は治療の場なので、「患者」は病気をもっている存在とついつい思ってしまうように思います。施設に来て、まず「人」として接する大切さを学びました。

理美容でヘアカットをお願いしたり、訪問販売で衣服やお菓子を買い物したりすることもできます。そこには入居者が自分の経験を生かす機会や、人付き合いの中で自己表現や選択をする機会があります。

多種多様な行事があるため、個人の生活力を発揮できる場面が多く、認知症がある人もない人も生き生きと過ごしている様子が施設では見られました。たとえ重度の認知症があっても、環境や関わり方の調整次第で、その人の「生活力を発揮できる機会」があるのです。そのような事例を紹介します。

キーフレーズ

重度の認知症があっても、環境や関わり方の調整次第で、その人の「生活力を発揮できる機会」がある

生活力を看護師が"引き出す"のではなく、本人が自分の意志で表出できるための環境調整について考えていきたいです。

［事例：富子さん（仮名）／90歳代女性／アルツハイマー型認知症］

富子さんは1日のほとんどをベッドで過ごし、食事のときだけ車いすに座る。食事・排泄・移動など日常生活に支援が必要。自分から話すことはなく、話しかけるといつも「ええ、そうですよ」と答える。

そんな彼女と初詣に行った。「外は寒いですね」と声をかけると「ええ、そうですよ」と富子さんがいつものように答えた。頬がピリッとする冷たい真冬の空気の中、富子さんは、砂利を踏む音、お賽銭を入れる音、カランコロンと響く鈴の音を聞き、煙のにおいをかぎ、鮮やかな色の着物、お賽銭箱、手を叩いてお辞儀をする前の人の背中など、じっと周囲を見ていた。そして富子さんの順番が来た。

鈴緒に手が届くところまで車いすを進めると、富子さんは自分から両手を伸ばして鈴緒の端をぎゅっとつかみ、力いっぱい前後に揺らしてから、静かに目を閉じて両手を合わせていた。

認知症の人には、長年習慣にしてきた一連の動作や場面に身を置くことで、ごく自然に発揮できる「生活力」があります。認知症が重度であっても、その人の身体に染みついている記憶があり、富子さんの場合、周囲の音、におい、雰囲気、鈴緒やお賽銭箱など、さまざまな感覚刺激と一連の動きが、その「生活力」を引き出したのでしょう。

この姿を見たとき、私は「一緒に鈴を鳴らそう」と考えていたことを申し訳なく思いました。富子さんの動きを見て驚くと同時に、その人の可能性が発揮されるのを抑え込んでいるのは、こうした「私（支援者）の思い込み」かもしれないと反省しました。

「生活する人の看護」で大切なのは、「私（支援者）がその人の機能を生かすケアを計画する」ことではなく、「その人が自分の意思で持っている機能を自然に使える生活環境を調整する」ことです。そのためには、その人の心身の状態や認知機能、コミュニケーション能力のアセスメントが重要になります。さらに、その人とよく話し（言葉だ

けでなく、非言語的なコミュニケーションを含む）、その人の表出を
よく聴き、時間を共有し、"その人"を知ることが大切だと思います。

□ 生活する中で「人間関係を基盤としている」こと

　ケアや処置のために患者に近づくとき、「看護師だから」「医療的に
必要なことだから」という理由で、自分の存在や自分の関わりが当然、
相手に受け入れてもらえると勘違いをしていた頃がありました。日々
の看護業務に追われるうちに患者に選択肢があることを忘れてしまい、
関わりを拒絶されただけで焦り、「なぜ？」と動揺していました。

　施設で働き始め、入居者が自然体で過ごしている様子を見たとき、
「患者も入居者も、自分と同じ1人の"人"なのだ」と思い出してハッ
としました。そう考えると、例えば入浴ケアを拒否されたとしても、「知
り合ったばかりの私に裸を見せることに抵抗感や羞恥心があるのは普
通だ」と理解できます。気持ちに沿わないことをされれば怒る、それ
は当然の反応です。

　特に、その人に記憶障害がある場合は、「毎回初めての経験になる」
のですから、この職員に自分の身を預けても大丈夫か、信用できそう
な人か、その人も私のことを注意深く観察しています。「まだ信頼が
おけない」と思えば、関わりを拒否するのは当然だと思います。

　その人に認知症があると、こうした心の動きを「認知症があるから
拒否した。これは行動・心理症状だ」と判断することがありますが、
"その人の立場"で想像すれば理解できる反応ではないでしょうか。
まずは、私がその人にとって安全な人間だと認めていただくことから
関係性がスタートして、少しずつお互いの距離感を縮めていくのが普
通です。本来は「人間関係が基盤」にあるはずです。

　高齢者ケア施設では、入居者は「そこで生活する人」です。その人
のことを「知りたい」という気持ちで接していくと、さまざまな側面
が見えてきます。優しい言葉をかけてくれたり、「しっかりしなさい
よ」と力強く支えてくれたり、ただ並んで座って過ごす時間を通して
安らかな気持ちをくれたり……、そこには「支援する人とされる人」
ではない関係性があります。他人としての距離感や尊厳を大切にしな
がら、その人の"生活者としての姿"をしっかりと捉えていきたいと
思うようになっていきました。

施設の認知症看護認定看護師になって

　高齢者ケア施設では、そこで生活する入居者のほとんどが認知症を

キーフレーズ

「支援する人とされる人」
ではない関係性

　病院での看護師と患者
の関係性では、どうして
も「支援する人とされる
人」になりやすいと思い
ますが、本来、人と人は対
等であるという基本に立
ち返ることが大切です。

持っています。そのため、生活に影響を及ぼす認知機能や認知症の症状について、家族や職員と話しあうことが多くありました。同時に、認知症のある人が安心して生活していくための支援について、私自身も悩み、迷っていました。

　そこで、施設で働き出して10年という節目のときに、認知症看護について学びながら、自分の看護を振り返りたいと考え、認知症看護認定看護師（以下：DCN）の教育課程を受講しました。

　DCNの認定を受けてから、特養で関わった入居者に"夏さん"（仮名）がいます。夏さんとの関わりで、私は認知症看護について多くのことを学びました。その事例を振り返ってみたいと思います。

［夏さん（仮名）／90歳代女性／アルツハイマー型認知症］

　夏さんは若い頃から体が弱かった両親の介護を続け、独身で生きてきた。70歳頃、脳梗塞から右半身不全麻痺になり、車いすで移動する生活になった。80歳頃、買い物や食事の準備が難しくなったため施設に入居。初めて施設に来たとき、「親以外の誰とも住んだことがない私にうまくやっていけるかしら」と苦笑いをしていた。

　入居後も洗濯物の片づけや棚の整理など、身の回りのことはほとんど自分で行い、食事以外は部屋で過ごしていた。他の入居者と話す様子はなく、職員が部屋に行くと、「1人が気楽でいいの。用があったら呼ぶわ」と言う。職員は、ずっと1人で生きてきた夏さんの生活歴を考慮して、1人で過ごす時間を邪魔しないように関わった。

〈10年後──夏さんの生活が変化した〉

　入居して10年が経ち、90歳となった夏さんは、車いすとベッド間の移動時に転倒することが増え、その度に「こんなんじゃ、もうダメね。あぁヤダ、死にたい……」と落ち込んでいた。「移動するときは、安全のためにボタンを押して職員を呼んでほしい」と説明したが、夏さんがボタンを押すことはなかった。そして、夏さんに認知症が疑われる行動が見られ始めた。

【「洗濯物が返って来ない」と不安な表情で質問を繰り返す】

　部屋でウトウトと寝ている時間が長くなったため、それまで夏さんが行っていた洗濯物の片づけは職員が行うようにした。夏さんは「助かるわ」と職員に声をかけていたが、箪笥から衣服を出して自分の服かどうか確認したり、靴下を数えたり、「洗濯物が返ってこないのよ？」「この服は私の？」と不安な表情で繰り返し聞くようになった。

【食べないお菓子を注文する】

　1カ月に1度、姪がたくさんのお菓子を持って面会に来ていた。し

かし夏さんがそのお菓子を食べることはなく、「どれがいい？ 好きなものをもらってもらえる？ 私にはおいしくないのよ」と、職員が訪問する度に配ってしまう。そのことを姪に話すと、「おば本人から電話があって注文通りに届けたのですけど……。どういうことかしら……」と驚いていた。

【引き出しにゴミをためている】

ある日、洗濯した衣類を箪笥に戻そうとした職員が、いつもと違う引き出しを開けてしまった。するとそこには、お菓子の包み紙や空袋がいっぱいだった。「このゴミ、どうしたんですか？ 捨てますね」と職員が言うと、夏さんは強い口調で「それはダメ！ そのままにしておいて」と言う。

このような出来事があり、職員の「認知症が進んでいるように見える夏さんに、どう関わればとよいのか困っている」という相談を受け、話し合っていくことになった。

〈これまでの経過と最近の夏さんの情報を整理して再アセスメント〉

若いときから両親の介護をし、施設に入居した後も自分のことは自分で行ってきた夏さんが、老いに伴う心身の変化や運動機能、反射神経の衰えをどのように受け止めてきたのか。移動に失敗して転倒したとき、人に介助をお願いしなければならなくなったとき、「さっき洗濯物返しましたよ」という言葉に自分の記憶力を疑ったとき、夏さんはどんな気持ちでいたのか。

情報を1つずつ整理しながら考えていくうちに、「これまで夏さんは"1人で過ごしたい人"だと思って尊重してきけど、今は違っているのかもしれない。もしかしたら1人で不安だったかもしれない」「何度説明しても呼び出しボタンを押さないから紙に書いて貼ったけど、ただ押したくなかっただけかもしれない」「以前は言わなかったのに、最近は"また来てね"と言っていた」など、さまざまな話が職員の間から出てきた。

〈"夏さん不在の支援"になっていたことに気がついた〉

入居して10年の間に夏さんの要介護状態区分は2から4になり、生活に支援が必要となる部分が増えていた。しかし、職員はそれぞれが"夏さんはこういう人"という以前のイメージで関わっていたため、今の夏さんとの間にズレが生じ、"夏さん不在の支援"になっていたことに気がついた。

そこで、あらためて、夏さんと一緒に"生活プラン"を修正していった。夏さんは「下手くそだけど、自分の世話は自分でやりたい」と話し、その希望をもとに、例えば《洗濯物を畳んで片づける》という

行動の中でも自分でやりたい部分を聞き、他の部分を手伝う形に支援方法を工夫した。

〈お菓子のゴミを引き出しにしまっていた理由〉

新たな生活プランでケアするようになってしばらくして、職員が部屋に行くと、夏さんはうれしそうに迎え入れ、「うれしいわ、お菓子もあるわよ」と言う。そこには以前の"1人で過ごしたい夏さん"ではなく、"誰かと話したい、つながりたい"今の夏さんがいた。

夏さんは「面白い昔話もないから、お菓子で釣るしか手がないの」と言い、職員に好評だったお菓子の包み紙を取っておいて、次回、姪の面会時に買ってきてもらおうと思っていたようだった。夏さんは認知症のためにお菓子を買いこみ、ゴミを引き出しにためていたのではなく、夏さんにとって意味のあるものだから保管していたのだ。

以降、職員は、夏さんのお菓子は「ありがとう」と喜んでもらうことにし、お菓子の包み紙を保管しなくてもいいように職員がお菓子の感想をノートに書くようにした。職員とのやりとりが増え、夏さんの表情はますます明るくなっていった。

認知症看護認定看護師の視点で
夏さんへのケアを考える

☐ その人の生活＝生きる活動を支える意識を持つ

「自分の洗濯物を自分で畳み、自分が決めた引き出しにしまうことができる」という"自分の暮らしのために自分で何かする"という営みは、夏さんにとって非常に大切なことだったと思います。

生活を"生きるための活動"と考えると、生活の場における看護の役割は「その人の生きるための活動を支えていくこと」だと、夏さんとの関わりのおかげで実感することができました。

☐ 死ぬまで「変化し続ける人」だと理解する

老いていくことは誰にとっても未知の経験です。私が20歳の頃、40歳の自分を想像できませんでした。40歳の今の私は白髪が増え、走ると足がもつれるし、徹夜もできなくなりました。体の変化に直面する度に驚き、そういう年齢になってきたのだと諦め、それならこうしてみようと、その時々で心と体の折り合いをつけてきました。

生きていくということは老い続けるということです。変化し続ける心身のバランスを取りながら、心と体を再構築していくことの連続な

キーフレーズ

自分の暮らしのために自分で何かする

人は「自分の力で何かを成し遂げる」ことで達成感をもつもので、それは認知症の人でも変わりません。「やろう」という意思を大切にしたいと思います。

のではないでしょうか。そして、その都度、考え方と行動を変容させていく——その積み重ねがその人の個別性となるのかもしれません。

　入居して10年間、夏さんもこの再構築を繰り返して生きてきたのだと思います。人を頼らずに強い自立心を持って生きてきた夏さんですから、思い通りにいかなくなってきた心と体の間で多くの摩擦や葛藤があったかもしれません。そこで表出される、わずかなサインや変化を捉え、揺れ動く気持ちに寄り添い、その人が自分の生活を営むための再構築を支えていくことが、生活する人の看護において大切だと思います。

　また、今までは「1人が気楽」だった夏さんが、「誰かとつながりたい」というように、"居心地のよい他人との距離感"も変化していました。心身や生活が変われば価値観も変化していく——それはごく自然なことです。「生きている人＝老いていく人」を看護することは、立ち止まってその人を見るのではなく、共に歩き続けるということです。最期まで、その人の生きる力を支えていきたいと思います。

☐ 多職種間で連携していく関係性をつくる

　夏さんと職員A、夏さんと職員B、夏さんと姪、それぞれの間に違う人間関係があります。関係性ごとに夏さんが見せている顔や言葉も違うでしょうから、職員AとBの間でも"夏さん"像に違いが出て当然です。そういう意味では、夏さんを取り巻く多くの人と連携していくことが必要です。そのためにも、普段から多職種間で気軽に話し合える関係性をつくっていくことが重要です。

自分の中に「思い込み」（偏見）はないか常に向き合うことが重要

　認知症の人と接するとき、その人をどう見ているのか、常に自分自身へ問いかけ、無意識のうちに持っている（かもしれない）偏見や思い込みに向き合っていく必要があると思っています。

　以下に紹介するように、私の中にもいつだって思い込み（偏見）が生まれる可能性があります。そのことを意識し、常に自問していくことが大切だと感じています。

☐ 「情報」によって生まれやすい思い込み（偏見）

　病歴に「認知症」という言葉があるだけで、「その人は話すことができない」「話したことが正しくないかもしれない」と判断し、その

人から得られる情報ではなく、「書類」から得る情報を重視してしまうことはないでしょうか？　コミュニケーションが難しく、その人から「何をしたい、したくない」を聞くことが困難な場合には、特に手元の資料や親族から得る情報を頼りにしてしまいがちです。

　しかし、必ずしもそれらの情報が正しいとは限りません。情報はいつも過去のものである上、必ず観察者や情報提供者の解釈が混ざっています。これは自分が発する情報にもいえることです。そのため普段から、「情報」はあくまで参考資料として活用することが大切だと考えています。実際に、入居時に持参した情報書には「暴言・暴力・徘徊が著明」と書いてあっても、そのような様子が全く見られなかった人もいます。その人の心身の状態はその時々で違いますし、観察者との相性や関係性も影響します。その人の言動をどう解釈するかでも、伝達される内容は大きく変わります。

　以前の場所の職員とは「意思疎通が困難」だったとしても、今、別の人が関われば違うかもしれませんし、丁寧に関係性を築いていくことで、その人からの表出が見えてくるかもしれません。一番確かな情報は、今、自分がその人と関わって得られる情報だと思います。

キーフレーズ

一番確かな情報は、今、自分がその人と関わって得られる情報

　これからはチームケアと言われ、多職種連携が重要視されてきています。もちろん、情報の共有は大切ですが、看護師として"その人"から受け取る情報は最も重要なものだと考えます。

■ 長い付き合いの中で生まれる思い込み（偏見）

　施設入居時は、その人の生活ができる限り継続できるように細かく情報収集をしています。しかし、月日の経過とともに、また老いや疾患の進行などで体は確実に変化し、その影響を受けて、本人の思考や趣向も変わっていくため、その都度、最適な環境に調整していくことが重要です。例えば、事例の夏さんの10年間のように付き合う期間が長く、蓄積した情報があればあるほど、ケアする側に"思い込み"が生まれる可能性があります。

　また、入居者との関わり方やケアの方法に困っているとき、「この方法だと安心して入浴できた」「この声かけをするとケアがうまくいった」と、うまくいった成功例を共有することは、ケアを多面的に分析し、模索していくために必要なことです。しかし、昨日と今日で援助者の気分や調子が違うように、"その人"も違いますから、前回と同じ方法が今回も必ずうまくいくとは限りません。「前回はこうだったから」の枠に当てはめようするのも思い込みになるため、柔軟な思考を持つようにすることが大切だと思います。

■ 「生活史」を知ることで生まれる思い込み（偏見）

　「生活史」は"その人"がこれまでに生きてきた経過です。今まで

「どう生きてきたか」という情報が、これから「どう生きていきたいか」を示すものではないので、生活史は"その人"を理解するための材料に過ぎないことを十分に理解しておくことが大切です。「このように生きてきたからこういう人だろう、こう考えるだろう」という推察が、無意識のうちに思い込み（偏見）になり、そのせいで視野が狭くなっていないかどうか、立ち止まって考える必要があると思います。

キーフレーズ

生活史は"その人"を理解するための材料に過ぎない

"その人"の生活史は過去を知ることには役立ちますが、「では、これからどうしたいのか」を知る手がかりとしては弱い情報です。今の"その人"の言葉が大切です。

「生活の場」である高齢者ケア施設で看護師として心がけたいこと

☐ その人の"近所付き合い"ごとを観察していく

施設ではさまざまな人が、個別の日常生活を送っています。入居者同士、言葉で話す様子がなくても、視線や仕草、距離感で非言語的なコミュニケーションをとっていることがあり、それぞれに気が合うグループ、心地よい居場所があります。

そうした近所付き合いも含めて、入居者それぞれの「生活」ですから、"その人"の周囲の人間関係についても観察していく必要があると思います。認知症の症状や加齢に伴う心身の変化が、その人の人間関係に影響することがあるため、早期に気がつき、円滑に人間関係の橋渡しができるような調整が重要です。認知症の人にとって"人付き合い"の大切さを表した1つの事例をご紹介します。

［春さん（仮名）／90歳代女性／レビー小体型認知症］

春さんは家族が亡くなってから精神が不安定になり、孤独感や寂しさを訴えるようになった。そして、イライラした様子で職員に物を投げるなどの行動が増えた。そこで、職員が"マンツーマン"で話し相手になり、気分転換のために散歩に行くなど工夫したが、事態は悪化していく一方だった。

春さんの場合、家族との別れに重ねて、職員のマンツーマンのケアによって普段過ごしている集団と引き離され、孤独や不安が増強してしまったと考えられる。

マンツーマンの対応は、職員からすると「じっくりと春さんと向き合える」という利点があったが、それは同時に春さんを入居者仲間という集団から引き離すことになっていた。

春さんの事例から、その人の「生活」をよく観察し、その人の「心

＊病院にいた頃の自分に伝えたいこと

〈その人が発するサインや意思表示を「受ける」技術を高める〉

　病院勤務だった頃の私は「どんなふうに看護していくか」を "自分の関わり" から考えることが中心でした。例えば、コミュニケーションに困難を感じる患者であれば、「話しかけ方」や「声の大きさ」「言葉の量」「区切り方」「話す環境」「タイミング」など、「自分がどのように話すとよいのか」を中心に検討していました。

　今、認知症がある入居者とゆっくりと関わるようになって思うのは、「看護師側からどう関わるか」ということ以上に、その人からの関わりを「どう受けるか（キャッチするか）」が重要であるということです。その人が話しやすい雰囲気、相槌の仕方、リラックスできる触れ方、表情の見方、反応の待ち方など、その人の声の聴き方について、深く考えていく必要があると思います。

　ここでいう「声」とは、言葉以外の非言語コミュニケーションから得る表出（反応）全てを含んでいます。

〈意思確認の前にやるべきこと〉

　その人が「どうしていきたいのか」を言葉で質問するだけでは、その人の意思を確認したことにはなりません。まずはその人の意思を "聴く" ための観察や確認の仕方を考えることが重要です。

　そのために、その人のコミュニケーション能力やそのときの心身のアセスメント、質問者である自分との関係性や環境、タイミングについて十分に検討し、調整する必要があります。

　また、認知症などによって自分の考えを整理できない人でも、テレビを観た直後や身の回りで起きた出来事については感情が刺激され、具体的な感想や自分の思いを表出できるかもしれません。コミュニケーション機能に障害がある人でも、表情や仕草など、何らかの形で意思を表現できます。それが瞬間的な反応だったとしても、本人の思いであることに変わりなく、そうした場面を捉えて本人と共有していくことが大切だと思います。

〈そのためには "自分自身を知る" ことも重要〉

　私たちは普段、人とかかわるとき、相手の「年齢・性別・経験・体調・生活状況・疾患や障害の状態・心理状態」、その人と自分との間の「関係性・親密度」、そのときの「シチュエーション・環境」など、さまざまな情報をもとに臨機応変に対応しています。

　この判断は、自分自身の感性で捉えた "その人" を、自分のフィルター（私自身の価値観・経験・思考など）を通して行っています。そう考えると、人と関わるときには、まずその人の情報を受け取る自分自身としっかり向き合い、自分自身を知ることも重要です。

の支えになるものは何か」を丁寧に分析していく必要性を痛感しました。これは認知症の有無にかかわらず、「周囲の人と関わり合いながら生きている」という誰にとっても当たり前のことです。このような“当たり前”のことを大切にしていきたいと考えます。

■ 生活史からではなく、現在のその人と一緒に活動プランを立てる

"その人"の昔の趣味や仕事は、現在の活動プランにつなげやすいものです。しかし、「この方は長いこと主婦をしてきたから家事が得意だろう」と安易な思い込みを持たないようにする注意が必要です。何十年もの間、その人が毎日家の中を掃除して、洗濯物を畳んで、食事の準備をしてきたのは、そこに家族がいて自分の役割と居場所があったからです。

例えば、生活のために働いていたころの経理の仕事と、「計算ドリル」を解いてもらうことは、決して同じではありません。母として行ってきた家族の洗濯物をたたむ作業と、何に役立つのかわからない新聞紙やタオルを畳む作業は、本人にとっては全然違うものです。大切なのは今のその人が目的や意欲を持って行える活動を一緒に探すことです。そして、それは「生活史」の中からではなく、「現在のその人」とのコミュニケーションを通して見つけていくものです。

さらに、活動を「すること」ではなく、活動を行う目的や理由を持てる生活かどうかも重要な点です。そして、活動から得るその人の「感情」を重視し、常に「これは誰のための活動なのか」という原点を見失わないでいきたいと思います。

■ 認知症がある人の喜怒哀楽を大切にするケア環境を整えていきたい

認知症がある人が動揺したり、感情的になったりすると、不穏・混乱・暴言・暴力として「行動・心理症状（BPSD）だ」と安易に判断することがあります。そして、その「症状」の出現を予防するために、刺激だと考えられる物事を排除し、心が揺れ動くような出来事を遠ざけて、“その人”の感情が平坦な状態を「穏やか」「落ち着いている」と思ってしまいます。

本来、喜怒哀楽の感情は誰もが持っているものです。誰にでもそうした感情があるということを理解し、そのときどきの気持ちにどう寄り添っていくかが重要でしょう。これからも認知症がある人の喜怒哀楽を大切できるケア環境を整えていきたいと思います。

特養での看護実践を積み上げて 「認知症ケア」の質向上につなげる

特別養護老人ホーム 恒春ノ郷 看護課／認知症看護認定看護師　太田 由美

「生活の継続」をめざす認知症看護　実践のポイント

① "生活者" としての認知症の人を理解する

② 生活を支える「介護職」と対等の立場でケアに関わる

③ 認知症看護認定看護師として活用される働きかけを行う

　私が特別養護老人ホーム（以下：特養）における認知症看護を実践する中で「心がけていること」「大切にしていること」は多くありますが、特に上記の3点を挙げたいと思います。

愛着ある病院から「施設」に移った理由

■「認知症の人をもっと理解して看護をしたい」

　病院勤務時代、認知症の人が何度も点滴を抜いてしまったり、安静が守れなかったりなど、治療に影響する行動が続くと、ついイライラしてしまう自分がいました。

　そんな自分が嫌で「どのように対応したらよいのだろう？」と悩んでいたとき、認知症の人が体験している世界について学ぶ機会があり

■ [施設の概要] 特別養護老人ホーム 恒春ノ郷 ■

[スタッフ数]	看護師6人、介護職員50人、生活相談員4人、機能訓練指導員2人、介護支援専門員4人ほか	[設置主体]	社会福祉法人 親善福祉協会
		[開設日]	1990年9月
[入所定員]	入所112人［男26人／女86人］／ショートステイ10人／デイサービス25人	[所在地等]	〒245-0006 神奈川県横浜市泉区西が岡1-30-1 TEL：045-813-0008
[平均年齢]	87.5歳　[平均要介護度] 4.06（2019年1月）		https://www.shinzen-fukushi.jp/kousyunnosato/

ました。このとき、認知症の人の認知症になったことによる苦悩や生活のしづらさを理解できていなかったことを痛感して「認知症の人をもっと理解して看護をしたい」と考えるようになりました。

当時、認知症看護認定看護師（以下：DCN）の教育課程があることは知っていましたが、長期間の研修に参加することは病棟の人員的に難しいと考えていました。そのため病院に勤務しながらでも自己時間を使って取得できる「認知症ケア専門士」の資格をとるほか、認知症に関連する学会や研修に参加して学んでいました。

2014年になって、「施設での看護を経験したい」という気持ちが強まり、病院を退職しました。そのとき「施設に再就職する前に認知症看護を体系的に学びたい」と思って、DCNの教育課程を受講しました。

教育課程を修了し、現在の特養に入職して、2019年11月現在、3年6カ月になります。看護師経験としては27年目を迎えました。

□ 生活を支援する経験を「病院で積む」ことは困難

病院では主に内科系の病棟に勤務していました。さまざまな診療科の看護を安全かつ速やかに行わなければいけない緊張感の中で毎日が慌ただしく過ぎました。当時は各種計画書の作成や説明といった書類関連の業務が増える一方、ワークライフバランスを理由に定時で仕事を終えることを求められました。清拭や食事介助などベッドサイドケアの多くは看護助手が担うようになり、一人ひとりの患者と向き合う時間が減っていきました。

看護師は本来、全人的に対象を捉え、「どのような看護が必要か」をアセスメントします。しかし、所属していた病院では、患者のデータベースを構築するにあたって、「身体面の問題に介入することが重要だから、"生活原理"や"自己知覚"といった項目をデータベースの枠組みから削除しよう」という意見がみられました。急性期病院という特性から身体面の情報が優先されることは理解できますが、個人の価値観や信念は、病院での療養、退院後の生活に影響する大切な情報です。私は「患者の退院後の生活を踏まえて、意識的に情報収集する必要がある」と訴えましたが、返ってきた意見は「効率が悪い」「現実的ではない」が大半でした。

周囲の考えと自分が大切にしたい看護にずれを感じながら働いていたとき、ある患者との出会いが、私を「生活を支える看護」に、さらに目を向けさせてくれる転機となりました。

キーフレーズ

一人ひとりの患者と向き合う時間が減って

これは、退院までの時間がどんどん短くなる病院では仕方がないことかもしれません。しかし、"生活の場"の看護では寄り添うことができます。

Aさんは 90 歳代で心不全の治療のために入院していた。点滴、酸素投与、尿管留置、モニター類を装着した状態で 24 時間ベッド上安静を指示されていた。病院では「問題解決思考」で看護診断をし、計画を立案する。Aさんの場合、「呼吸困難」に対して酸素消費量を減少するため、生活全般を制限する計画が立てられた。

しかし、私は「人生の晩年に制限するばかりの看護でよいのだろうか」と悩み、老年期の看護を模索した。その中で、初めて「生活行動モデル」を知った。

それからは、Aさんの治療への意欲、趣味などを生かしながら、活動と休息の維持、苦痛の軽減に努めた。その過程でAさんが母親への感謝の気持ちから「母の年齢を超えるまで生きる」という目標を掲げ、これまで頑張ってきたことを知った。さらに、Aさんは「体を治して目標を達成するために、本意ではないが介助に身を委ねた」と語った。

「入院後、Aさんは依存的になった」と捉える看護師もいた。しかし「治るために今は安静にしてください」と言っていたのは私たち看護師であり、Aさんもそれに従っていたのだ。

Aさんの事例を通し、「疾患の治療中であっても、本人の思いを知り、意向に沿った療養・生活が送れるよう支援をすることが大切だ」と私は学びました。

Aさんは認知症ではありませんでしたが、これは認知症看護においても共通しています。その人が生きてきた過程を踏まえ、今ある力を生かして、本人が望む生活を整えていくことが重要だと思います。

しかし、生活を支援する経験を「病院で積むことは困難」と感じた私は、長年勤務した愛着のある病院を辞め、高齢者ケア施設に移ることに決めました。

キーフレーズ

疾患の治療中であっても、本人の思いを知り、意向に沿った療養・生活が送れるよう支援をする

病気を治療することが目的の病院でも、このように本人の思いを考え、退院後のことまで考えて看護をすることが求められています。

特養「恒春ノ郷」の特徴

◻ 「常勤の医師」がいる珍しい特養

「恒春ノ郷」は、社会福祉法人親善福祉協会の運営する特養です。従来型で 4 床の多床室を中心に、2 床室、個室、畳の居室などがあり、利用者の状況により調整しています。

施設内にはデイサービスがあり、併設施設である「訪問センター」

（訪問介護・訪問看護・訪問リハビリ・居宅介護支援の各事業所がまとまっている）と連携して、地域に根付いた福祉サービスの提供を行っています。

　当施設は、特養には少ない「常勤の医師」を配置しているため、利用者の体調不良に速やかに対応することが可能です。看取り介護に力を入れ、2018年度は93.8％の利用者を施設で看取りました。点滴や酸素投与を行うことも可能ですが、できるだけ自然な経過で最期のときを過ごせるように心がけています。認知症の人とも、本人の意向が反映できるようコミュニケーションを重ね、家族とも相談しながらターミナルケアに努めています。

　認知症の進行に応じて、在宅から看取りまで当施設を拠点に継続的に対応できることは、特養利用者だけでなく、「地域で暮らす住民の方々の安心につながる」と、職員一同日々頑張っています。

☐ 食事や行事で「生活の活性化」と「地域とのつながり」を

　「生活の活性化」という点では、多くの利用者の楽しみである「食事」に力を入れています。施設内の厨房で全て調理し、季節ごとのメニューや各地の郷土料理、すしや刺身などを提供して喜んでいただいています。

　地域との関わりも大切にしており、月ごとの行事やボランティア活動を通じて、さまざまな年代の地域住民の方と交流する機会を設けています。また、介護職員の企画で利用者と買い物に出かけ、「自己選択の楽しさ」を感じていただく活動もあります。近隣の住民と身近に接することで「認知症の人に対する誤解や偏見をなくしたい」という願いも込めて実施されています。

特養に来て初めて気がついたこと

☐「生活者としての認知症の人の姿」を見ることができる

　特養に勤務していると、入居されている認知症の人たちが思った以上に穏やかに過ごしている姿が印象に残ります。それは病院勤務だったときの私は、「認知症の人の生活者としての姿」を知らなかったということになります。

　入院中は不安や混乱が目立つ認知症の人も、特養という"生活の場"ではお互い助け合い、励まし合って人間関係を築きながら暮らしています。集団生活のため、すべて自由にはできませんが、物の配置、

キーフレーズ

認知症の人たちが思った以上に穏やかに過ごしている姿

　入院中にせん妄などを起こしてしまう認知症の患者だけを見ていると想像できないかもしれません。ぜひ、施設での姿を見ていただきたいと思います。

お気に入りの服、気の合う職員との談笑、好きな居場所など、思い思いに個性のある生活を送っています。

　ときには些細なことで利用者同士が言い合いになることもありますが、いつの間にか寄り添ってテレビを見たり、相手のお世話をしていたり……。そうした光景から、ここ（特養）は"暮らしの場""生活の場"であることを、私は特養に来て実感しました。

［事例：Bさん／80歳代男性／脳血管性認知症］

　Bさんは脳血管性認知症の80歳代の男性で、脳梗塞の後遺症で嚥下障害、失語がある。経管栄養中にクレンメを触る、移動してしまうなど、落ち着きのない行動を繰り返し、職員からは「すぐに忘れる」「説明しても理解できない」という言葉が聞かれていた。しかし、生活の様子をしっかり見ていると、Bさんはテレビのリモコンを操作して、毎日、好みの番組を選択することもできるし、慣れた環境では迷わず移動でき、障害物があれば迂回して居室に戻ることができる、など残された認知機能を生かして、Bさん独自のペースで生活をされていると感じられた。

　Bさんは失語により、主に頷きと首振りでコミュニケーションを取る。自分から訴えてくることはあまりない。そのような中で「Bさんの思いを知ることができないか」と、日々の関わりを通して情報収集をすると、短文を理解でき、単語であればなんとか書くことができることがわかった。しかし、手指の巧緻性の低下と集中力の持続が短いため、自分の思いを書くことで表出するのは難しい状態だった。

　ある日、Bさんは私を手招きして、私の手のひらに指で文字を書こうとしたが、なかなか言いたいことがつかめない。それでも、やりとりを繰り返し、最終的に、書こうとしていた文字は「パン」で、空腹を訴えていたことがわかった。

　自分の意図が伝わったときのBさんの安堵した嬉しそうな表情は、今でも忘れることができません。Bさんは嚥下機能の低下により経口摂取は実現できませんでしたが、多職種で検討して栄養剤を増量したところ空腹が改善され、経管栄養中の落ち着きのない行動が少なくなったのです。そして、「これで本当に満足しているのかな？」と思い、栄養剤の量について短文の選択肢を示して尋ねました。すると、「今のままでよい」を指しました。

　Bさんのケースでは、認知症の人の「行動の理由」を探ること、その人が活用できる「コミュニケーションの手段」を知ることの大切さ

を再認識しました。それ以降、Bさんとはクローズドクエスチョンだけでなく、文字情報を用いて、思いを汲めるようコミュニケーションを重ねています。

当施設では認知機能検査を実施していない利用者が多くいますが、生活の様子を観察することで、それぞれの残された力が見えてきます。その力を生かして生活の質を高めていくことができるのが、生活の場でのケアの強みであり、やりがいだと知りました。

□「利用者の最も近くにいる介護職員の気づき」に驚く

病院では、看護師は自分たちが立案した「看護計画」に基づいて行動しますが、特養ではケアマネジャーの立案するケアプランをもとにケアが提供されます。利用者の生活を支える中心は介護職員、家族との連携は生活相談員、健康管理は看護師と役割があり、病院と違う体制に最初は戸惑うことが多くありました。

特に3棟計120人の利用者に対し、日中平均3人の看護師で横断的に対応するため、個々の利用者の状態をしっかり把握することができず、入職当初は焦りや不安を感じました。

［事例：Cさん／90歳代女性／認知症の診断なし／頻尿］

Cさんは90歳代で在宅時より頻尿があり、入所後さらにそれが増強した。記憶の保持は10分程度で、ベッドサイドやトイレ内に「なにかあったらナースコールを」という張り紙を貼っても効果はまちまち。移動には見守りや介助が必要だったが、Cさんは1人で行動して、転倒することもあった。排泄状況や訴えなどから「過活動膀胱」が疑われ、内服が開始されたが、効果ははっきりせず、昼夜問わず尿意の訴えが続いた。

一方、介護職員はCさんが「トイレを気にして心身の休息が取れていないこと」「自室にこもりがちで食事や娯楽なども中断され、活動や交流ができないこと」を問題と捉えていた。しかし、Cさんの普段の様子や排泄の状況を観察してもなかなか原因はつかめない。記憶障害により排泄したことを忘れているような様子も見られなかった。

そのような中で、ある介護職員が、Cさんからコールがあったとき、内容を聞かずに「トイレですか？」と返答している職員がいること、対応時に強い口調になっている職員がいることに気づいた。そして、「職員の対応がCさんの心理面に影響し、トイレを意識することが多くなり、それで頻回の訴えになるのではないか」と推測した。

そこでCさんへの声かけを「どうされましたか？」に統一し、穏やかな口調で対応することを意識して介入する計画を立案した。すると徐々にトイレ回数が少なくなり、食後も他の利用者と談笑し、さまざまな活動にも参加できるようになった。

　Cさんのケースは「利用者の最も身近にいる介護職員」がCさんの反応から自分たちの対応を振り返り、関わりを修正したことで、Cさんに変化をもたらしたのです。

　施設の看護師は利用者の生活状況を詳しく把握することが難しい環境にいます。当施設は看護師の夜勤もないため、直接観察できる時間は限られています。だからこそ、問題が生じたときは、介護職員の持つ情報を参考にすること、そして、看護師も自分の持つ情報を示して、お互いに共有することが必要だと感じました。

「継続的」に関われる特養の現場

　病院では、認知症の人の症状に対して看護計画を立てても、短い入院期間では十分関われないままに退院を迎えてしまうことがあります。これでは、自分たちの看護介入が妥当だったか曖昧で、さらに患者の退院後の暮らしぶりについても情報がないため、ケアの効果を実感できませんでした。

　その点、特養などの高齢者ケア施設では「継続的」に介入することができ、さらにその介入に対する利用者の反応を見ながら、評価・修正していくことが可能です。

［事例：Dさん／90歳代女性／アルツハイマー型認知症］

　Dさんは90歳代でアルツハイマー型認知症。入所する前からデイサービスを利用しており、入浴時には毎回大声で叫び、介助を拒否していた。ショートステイ利用時、介護職員はマンツーマンで対応できるように誘導の順序を工夫し、馴染みの職員が介助を行うなど工夫をしたが、状況は変わらなかった。

　DCNも一緒に介入することになり、入浴場面を何度か観察すると、Dさんは髪や顔を濡らすとき拒否が強いと感じた。しかし、介護職員は入浴を安全に行うことに集中していて、どこが拒否の起点になるか明確になっていないようだった。さらに、Dさん本人との会話、認知機能の低下による影響、体調の変化の影響などをアセスメントしたが、やはり原因は特定できなかった。

　そこで、情報収集と入浴の援助方法に対する家族の理解を得ること

を目的に家族と面談をする機会を設けた。キーパーソンの娘、介護主任、生活相談員、DCNが参加し、そこで娘から「母をお風呂に入れたとき、シャンプーが目に入ってしまってひどく痛がったことがある」というエピソードを知ることができた。その体験が入浴拒否の原因の可能性があることを職員間で共有し、ケアの目標を「気持ちよくお風呂に入っていただく」ことにした。

その後、介護職員は顔が濡れないように、Dさんに顔をタオルで覆う動作を丁寧に誘導した。それが難しいときには、先に湯に浸かってリラックスしてから浴槽内で洗髪するなど、Dさんの苦痛にならないように介助するようにした。具体的な方法は介護職員に任せ、DCNは入浴の様子を一緒に見て、気になる点があれば伝えた。また、施設全体の研修でも、Dさんの事例を検討し、意見交換を行った。

取り組みから約半年後、Dさんは他の利用者と共に通常の手順で穏やかに入浴できるようになりました。最初は意外に時間がかかったと感じましたが、長年洗髪が苦痛だったDさんにとって「お風呂は気持ちよく楽しい」という記憶が定着するのは簡単なことではないと学びました。

その間、丁寧に関わり続けた介護職員の力を再認識するとともに、このように、利用者とじっくり関わっていけるのは「生活の場ならでは」と感じました。

DCNとして施設で看護実践をする上で一番心がけていること

☐ 「DCNを活用してほしい」という思いで関わる

特養という施設で看護実践していく上で一番心がけているのは「認知症ケアを向上させていくために多職種が連携し、チームとして機能するようにDCNとして関わる」ということです。

施設で働きだしてからの3年は慣れない環境の中で、「施設看護師の役割とは」「施設DCNの役割とは」……と試行錯誤する毎日でした。DCNとして学んできたことを実践するためには、利用者はもちろん、利用者に関わる人たちとよい関係を築き、お互いの強み、弱みを認め合って平等な立場で目標に向かっていくことが大切です。DCNは専門的なアセスメントをする知識はありますが、その後の介入も、一緒に実践してくれる仲間がいなければケアに反映することも継続する

キーフレーズ

お互いの強み、弱みを認め合って平等な立場で目標に向かっていく

高齢者ケア施設でよいケアをするために、最も大切なポイントです。看護師・介護職・相談員がそれぞれの専門性を対等な立場で発揮する必要があります。

こともできません。「多職種が連携して共通の目標を達成するためにDCNを活用してほしい」という思いで活動してきました。

■ DCNとして積極的にチームづくりに取り組んでいく

当施設に入職時、目にした多職種連携は、情報共有はしていても職種ごとに動いていてチームとしての連携が十分に行われていない状態でした。チームで連携するためには専門職がお互い対等な立場で情報や意見を交換し、目標を共有して取り組むことが必要です。

しかし、忙しい現場で、入職したてのDCNが「多職種のチームをつくりましょう」と声を上げても形だけになってしまう可能性があります。それよりも利用者との関わりを通して成果を共有して多職種による連携の必要性が感じられれば、「チームが形成しやすくなる」と考えました。

そこで、まずチームの中心となる職員に協力を依頼し、その人を中心に情報を集約するようにしました。同時に、積極的に棟に出向き、場面を一緒に見て、アセスメントを伝え、目標を共有して実践・評価することを心がけました。多職種がどう考えるかを聴き、活動の流れが滞っていればチームの状況を観察し調整しました。すると、少しずつですが、ケアの成果も得られ、DCNとしての私に、相談の声がかかることも増えてきました。

私は利用者が安心して暮らせることを実現するための専門職チームの一員であることを自覚しています。一緒に見て、一緒に考え、その中でDCNとして役割を果たすことを一番に心がけています。

チームの一員として、DCNとして、役割が果たせたと感じている事例を紹介します。

キーフレーズ

一緒に見て、一緒に考え、その中でDCNとして役割を果たす

認知症ケアを深く学んだ認知症看護認定看護師でも、大切なことは「一緒にケア」をすることだと考えています。

［Eさん／90歳代女性／アルツハイマー型認知症］

Eさんはショートステイの利用者で、独居だが、近くに住む長女がサポートしている。徐々に記憶障害や見当識障害が目立つようになってきており、介護職員から「安心して過ごしていただくためにどのように関わったらよいか」と相談があった。

当初、記憶や見当識を補うための環境整備などを検討していたが、ショートステイで来所された際、行動が落ち着かず、注意障害・覚醒障害・幻視など、せん妄の症状が出現していた。最近増量となった抗パーキンソン剤が原因の可能性が考えられた。そこで、家族からかかりつけ医に相談していただき、対象の薬剤は減量を経て、中止になった。

EさんはADLが低下し、転倒リスクも高く、目が離せない状況

＊病院にいた頃の自分に伝えたいこと

〈医師に頼り過ぎないようにすること〉

　特養では、利用者に体調不良があっても、その原因を突き止めるための検査設備や機材はありません。週末や夜間など、医師が不在のときには自分の判断や対応が適切だったか悩むことがあります。

　しかし、病院の看護師だった頃は、24時間医師に相談し、指示を受けることができました。「自分で判断しなくても、誰かに頼れる環境にいること」を自覚し、「自分から、観察力・アセスメント力・実践力をつけていかないと施設で働いていくことは難しいよ」と、あの頃の自分に伝えたいと思います。

〈病院での経験は“生活の場”での看護に生かせる〉

　そしてもう1つ、施設での認知症看護のやりがいや楽しさを感じる毎日ですが、今の私を創っているのは「病院時代に出会った人たちや病院の経験」だと感じています。多くの患者から学んだ「生きていくこと」「自分らしく人生を全うすること」が、“生活の場”での認知症看護がどうあるべきかを考える助けになっています。

　「自分が本当に取り組みたい看護に出会えるまで、置かれた場所で頑張ることは無駄ではないよ」ということも伝えたいと思っています。

だったため、環境変化による混乱や家族の疲弊も考慮し、ショートステイ継続となった。しかし、妄想もあり、食事を拒否するようになったため、家族の協力を得て、“好きな食べ物”を提供し、水分補給も心がけた。

　Eさんはしばらく「私は誰なのだろう」「何が何だかわからない」と混乱していましたが、変動する症状の中で、「もうひとり暮らしは難しくなった」「娘に迷惑をかけてしまう」「自分で決めて、ここ（施設）に来た」と繰り返しました。

　そのようなEさんの思いを、介護職員は繁忙の中でも理解しようと努め、支持的に関わっていました。DCNは一緒に介入しながら、Eさんに寄り添ったケアができていることを介護職員に伝えていきました。そして、ショートステイが継続できるかどうか、Eさんの体調を見極め、生活相談員と共に家族との連携に努めました。

　せん妄が改善するまで約1カ月、カンファレンスを重ねながら、チームでケアすることができ、ADLも認知機能も、せん妄発症前の状態に回復することができました。

自施設での看護実践から得られた知見を
他施設や地域に広めていきたい

キーフレーズ

すぐに医療的な介入を検討するのではなく

病院にいたときには、ある意味、考えにくい姿勢かもしれません。しかし、"生活の場"の看護師では、「医療的な介入」以外の方法も考える必要があります。

施設では、毎日のように発熱や嘔吐などの体調変化を起こす利用者がいます。しかし、持病の悪化や新たな疾患の発生ではなく、翌日には自然に改善していることも多いのです。そのため、すぐに医療的な介入を検討するのではなく、利用者それぞれの心身の機能・傾向を知り、過度の制限をせずに、元の生活に戻れるよう配慮することを心がけています。

一方、病院に入院した利用者が退院してきたときに多く見られるのは「ADLの低下」です。私は利用者が入院している病院に行ったとき、点滴やドレーン留置などが全て終了しているにもかかわらず、車いすベルトを装着した上、車輪をベッドの脚にひもで固定されている光景を見ました。ADLが一度低下すると、その回復には時間を要し、生活の質を下げてしまいます。治療に必要な最小限の拘束にとどめ、適切な時期に解除することが重要です。

身体拘束に頼らなくても落ち着いて過ごせることが伝わるように、「生活の場」にいる私たち施設の看護師が、「病院の看護師が活用できる情報」を提供していくことが必要だと感じています。病院と施設の現場同士が密に連携できる仕組みをつくっていかなければなりません。

＊

認知症の人が急増していくことが予測されている今後、DCNに求められることも増えていくでしょう。焦って本質を見失わないように、私はまず自施設での活動を通して認知症ケアの質の向上に努めていきたいと思っています。

目の前の認知症の人が安心して自分らしく暮らしていくことを支援し、そこから得られたことを他施設や地域に広めていくことができれば、少しずつでも「認知症になっても大丈夫」と思う人が増えていくと考えています。

総合施設の特養に集う地域の人々と共に ACP を進めていきたい

高齢者総合福祉センター ヒューマン 医務課 課長／認知症看護認定看護師　**森 雪子**

「生活の継続」を支える認知症看護　実践のポイント

① 利用者の生活を予防・予測的に捉えるために「観察」を重視する

② 行動意欲を失っている利用者を「静かな利用者」と決めつけない

③ サロンなどに参加する元気なうちから「本人の望み」が表出できるような仕組みをつくっていく

　私が特別養護老人ホーム（以下：特養）における認知症看護を実践する中で「心がけていること」は多くありますが、特に上記の 3 点を挙げたいと思います。

病院から「施設」、そして認定看護師へ

◻ 「もう一度、老年看護を深く学びたい」

　今、思い返すと、私は早いときから認知症の人と関わってきたように思います。短期大学の看護学生の頃、有料老人ホームでアルバイトをする機会があり、そのときが認知症の人との関わりの最初だったかもしれません。卒業後には、がん専門病院に勤務しました。そこでも認知症の人が少数でしたが、入院されることがありました。

■　[施設の概要] 高齢者総合福祉センター ヒューマン　■

[スタッフ数]	看護師6人、介護職員40人、生活相談員2人、機能訓練指導員3人、介護支援専門員1人ほか	[設置主体]	社会福祉法人 富士美
		[開設日]	1998年4月
		[所在地等]	
[入所定員]	入所89人／ショートステイ11人／地域密着型通所介護18人（2019年9月）		〒240-0103 神奈川県横須賀市佐島3-12-15 TEL：046-856-7088
[平均年齢]	85.98歳　[平均要介護度] 4.1		http://human-fujimi.jp/

このように、入院中の高齢者や認知症の人と関わるうちに、私は
「学生の頃に老年看護は学んだけれど、もう一度、老年看護を深く学
びたい」と思うようになりました。

そして、病院での看護を経験した後、有料老人ホームの有床診療所
看護師や派遣ナースなどを経て、特別養護老人ホーム（以下：特養）
に転職しました。

□ 10年間の特養看護経験後、認知症看護認定看護師をめざす

私が特養の看護師となった当時、施設では「利用者が最期のときに
向けてどう過ごしていくのか」について、家族も含めた話し合いがも
てていませんでした。ほとんどの利用者が、認知症がだんだんと進行
し、嚥下障害になり、寝たきりとなり、徐々に死に向かっていく過程
をとっていく中、それが「老衰」という自然な過程で臨死期を迎えて
も、医療機関へ救急搬送されていました。

救急搬送された先の医療機関が「かかりつけ医」でない場合には
「死亡診断」がつかず、警察が特養に事情を聞きに来ることもありま
した。職員も、残された家族も、穏やかに利用者を見送れない時代が
ありました。

一方、施設から病院に入院した利用者の中には、「経口摂取ができ
ない」と、すぐに胃瘻をつくったり、経鼻経管栄養になったりして、
退院が決まることもありました。持続点滴が必要となった利用者もい
ましたが、私がいた特養では看護職員が24時間常駐でなかったため、
退所しなければならないときもありました。

特養で10年間勤務した私は、「利用者の日常生活を通して、最期
まで利用者や家族のニーズに応えられるように、多職種と連携して質
の高いケアを実践できる看護師をめざして、認知症看護認定看護師の
教育課程を受講するため、看護研修学校に進学しました。

修了後、今の施設に戻り、2019年11月現在、認知症看護認定看護
師（以下：DCN）として9年、特養での経験20年、そして、看護師
としての経験28年になりました。

地域の高齢者のサポートも行う 「高齢者総合福祉センター ヒューマン」

□ 介護保険外の事業にも取り組む

「高齢者総合福祉センター ヒューマン」は、介護老人福祉施設・短

期入所生活介護（ショートステイ）・地域密着型通所介護（デイサービス）・居宅介護支援事業所がある３階建ての複合施設です。

１階には、デイサービスセンターと居宅介護支援事業所があるほか、在宅機器の展示コーナ、介護者教室、日常動作訓練室、ヘアーサロンなどがあります。中央のホールではさまざまな年中行事を開催しています。

２階と３階は特養で、４人部屋・２人部屋・個室の居室があります。３階には定員20人の重度認知症専用エリアがあります。

また、当施設では、介護保険事業の他に、介護保険外の事業として「かながわライフサポート事業」と「しおさいサロン」、そして「高齢者買い物支援サービス」を行っています。

「かながわライフサポート事業」では、神奈川県社会福祉協議会、社会福祉法人の連携により、生活困窮者への自立支援に携わっています。「しおさいサロン」では、おおむね65歳以上の地域の高齢者を対象に、社会交流の場を提供するとともに、健康で生き生きとした生活を送ることができるよう、毎月１回開催しています。「高齢者買い物支援サービス」は、地域貢献の一環として、公共交通機関を利用して買い物に行くことのできない地域の高齢者を対象に、施設の車で大型スーパーマーケットまでの送迎を行うものです。

☐ 重度の認知症の利用者増加など、利用者像の変化

特養の入所については、近年、要介護４・要介護５の利用者が多くなっています。入所時に、すでに重度認知症の人や寝たきりの人、そうでなくても、嚥下機能や食事摂取量が低下している人が多くなりました。すでに看取り期に入っている利用者もいます。そのため、今までは比較的長期の入所が多かったのに対して、最近は在所日数が数週間から数カ月程度の利用者も見られるようになりました。

特養はフロアごとに看護職員・介護職員が固定されています。そのため同じスタッフで利用者のケアに携わることができます。スタッフは20歳代から70歳代までさまざまな世代がおり、勤続年数が長い人も多くいます。個々の体力にもよりますが、定年を過ぎた介護職員は、直接介助から間接介助などに業務が軽減され、勤務を継続しています。

ゴールデンウィークや夏休み、冬休みなど連休のときは、託児所も開所し、利用者と子どもたちが一緒にレクリエーションをすることもあります。子どもたちと触れ合うことで利用者が笑顔になり、活気も出てきます。

キーフレーズ

公共交通機関を利用して買い物に行くことのできない地域の高齢者を対象に、施設の車で大型スーパーマーケットまでの送迎する

帰りの荷物のことや体力を心配して近隣や宅配でしか買い物ができなかった高齢者がご近所の方と共に買い物を楽しむことができ、引きこもりの予防や安否確認地も役立っています。

キーフレーズ

託児所も開所し、利用者と子どもたちが一緒にレクリエーションをする

病院では難しい"場"だが、特養では可能な取り組みだと思います。お年寄りは小さな子どもと接するのが大好きな人が多いように思います。

特養に来て初めて気がついたこと

☐ "拘束" が普通に行われていた介護保険前

　私が特養に入職したのは、介護保険制度が始まる前でした。重度認知症専門エリアに拘束着を着ている利用者、Y字帯の車いすに拘束されている利用者がほとんどでした。車いすから立ち上がる様子が見られる利用者には「転落や転倒をしないように」と、「安全」を理由にして安易にY字帯で拘束していたようにも思えました。

　しかし、介護保険制度が始まるとともに、「認知症利用者の行動の意味」が考えられるようになりました。そして、ケアの方法を職員間で共有するようになって拘束はなくなりました。

☐ 看取り期の救急搬送の数に驚く

　当時の特養では、認知症の終末期の利用者は「本人の思い」が把握されておらず、家族も本人と「最期の過ごし方」の話はできていないケースが多く、そのため救急搬送する件数も多くありました。また、本来自然な看取りが可能なはずの「老衰」で亡くなる利用者も多かったのですが、認知症の利用者同様に緊急搬送されていました。このような状況は、2014年頃まで続き、年間救急搬送件数が20件以上の年もありました。

　しかし、介護保険制度の改正で、「看取り介護加算」ができ、それにより特養の中で看取り介護の体制ができたことで、2019年現在、救急搬送件数は一桁台になりました。そのほとんどは急性期の疾患です。その一方で、施設での看取り件数も年間20件以上と増えています。

☐ 「季節のイベント」に癒やされる

　特養は、病院と違って「季節のイベント」が多く、生活と密着しているなと感じました。お花見・買い物・遠足・誕生会・敬老会・クラブ活動などのほか、地域に向けてのバザーなどもあり、看護職員も付き添いや参加をします。そして、付き添いや参加することにより、日常生活の場面では見られない利用者の意外な一面や、利用者の持てる力を発見できたりします。

　例えば、「料理教室」で、家族も参加していた利用者は、上手に包丁を使っていました。「手続き記憶」があれば、しばらく包丁を使用していなくてもとても上手に使えるのです。遂行機能障害があって料理の一連の動作ができなくとも、職員が所々の動作をつなぐことでメ

キーフレーズ

付き添いや参加することにより、日常生活の場面では見られない利用者の意外な一面や、利用者の持てる力を発見

　イベントや催しは、特養での普段の生活とは違う状況をつくりだします。そこで利用者と共に楽しむだけでなく、しっかり観察をしていることが重要です。

ニューを完成させることができます。特に、地元の郷土料理をつくったときは、利用者は生き生きとしており、誇らしげに昔話に花を咲かせていたり、調理方法を教えてくれたりしました。最近では、メニューを考え、買い物するところから始める人もいます。

毎年12月になると、地域の人が餅つきをしに、当施設に来られます。以前は、嚥下機能が低下していない利用者は、お茶の飲用を促しながらお餅を小さく切って食べることができました。今は要介護4や要介護5の人が多く、嚥下機能が低下している人がほとんどなので、実際に食べることはありませんが、餅つきや鏡餅を見て、"年の瀬"を感じることができています。

DCNとして施設で看護実践をする上で一番心がけていること

☐ 最も大切なことは利用者の思いを知るための「観察」

私は特養のDCNとして、「利用者の疾患や生活を予防的・予測的視点で捉える」ようにしています。そのためには、情報収集が重要で「観察」が一番大切だと考えています。

認知症の人は「症状を訴えること」や「思いを適切に表現すること」が困難になってきます。認知症の人に対するコミュニケーション能力を高め、認知症の人から断片的に表現される言葉やしぐさ、行動の意味を考え、認知症の人が「今、何を考えているのか」を推し量り、それを捉えていくことを普段から心がけています。観察ができ、確実な情報がなければアセスメントに結びつきません。

高齢者ケア施設の看護師は配置人数が少なく、認知症の人にずっと付き添い、行動を共にして観察することはなかなかできません。そのため、多職種間で観察されたことや情報を共有し、それをもとにアセスメントをしています。その際、認知症の人の生きてきた時代背景を理解し、意志・意欲を尊重して尊厳を守り、その人が生きてきた人生を"認知症"によって脅かされることのないように心がけています。そして、最期まで施設で安心して穏やかに生活ができるように支えていきたいと思っています。

[事例：Aさん／60歳代女性／前頭側頭型認知症]

Aさんは学校を卒業後、50歳代半ばまで銀行やスーパーなどで勤務していた。着付けや茶道など趣味も多かった。60歳前より日常生

キーフレーズ

その人が生きてきた人生を"認知症"によって脅かされることのないように

このように考えることで「認知症だから何もわからない」という考え方は払拭できるのではないでしょうか？　認知症の人のこれまでの人生に思いを馳せる姿勢は大切だと思います。

活に支障をきたすようになり、病院を受診すると「アルツハイマー型認知症」と診断され、抗認知症薬が開始となった。しかし、頭痛などの副作用があり、Ａさんは薬や病院に拒否感をもつようになった。

〈前頭側頭型認知症と診断され、精神科病院に入院〉

４年経過した頃、Ａさんは銀行や郵便局でのやりとりができなくなり、家事もほとんどできなくなった。確定診断のために大学病院を受診すると、「前頭側頭型認知症」と診断された。それからも在宅で夫の介護で生活をしていたが、やがて出先から帰宅できなくなったり、BPSDが出現したりしたことで在宅介護が困難となり、精神科病院に８カ月、入院した。

Ａさんは入院当初、食べ物や飲み物が気になり、「ナースステーションに無断で入り込んでコップを取る」「配膳車を見ると走ってごはんを取ろうとする」などの行動が見られた。また、食事時は食べ物を詰め込みすぎて、窒息のリスクもあった。

しかし、薬物コントロールで、食べ物や飲み物へのこだわりがなくなり、落ち着いてきたので施設への入所が決定。退院後、当施設に入所することになったため、精神科病院を事前訪問した。

しかし、Ａさんは施設入所決定後に病棟で転倒し、左大腿骨頸部骨折で急性期病院へ転院。急性期病院で、家族は医師から「手術のリスク」を説明され、保存的療法を選択した。保存的療法のため、急性期病院での治療が必要なくなり、精神科病院へ再入院した。

精神科病院の退院が間近になり、精神科病院より「2～3日前から食事がとれなくなってきている」と情報提供があった。家族も施設への入所を希望されていたため、左大腿骨頸部骨折受傷後から3週間後に当施設へ入所された。

〈日常の観察で、無言のＡさんの"痛み"を捉えた〉

入所時の「障害高齢者の日常生活自立度（寝たきり度）」はB2で"介助により車いすに移乗する"レベル。表情も硬く、眉間にシワをよせており、周りが気になる様子で職員や他の利用者の動きを追視していた。意思の疎通ははかれず、発語もなかった。

食事の時間になっても、手を動かそうとせず、看護師がスプーンで食べ物を口唇までもっていっても開口しないので、口唇のすきまから栄養補助飲料を吸い飲みで介助した。嚥下は良好だが、固形の食べ物の経口摂取は困難だった。

左大腿骨頸部骨折の手術から3週間しか経過していないのに、処方薬を確認したところ、痛み止めはなく、「看護サマリー」にも疼痛コントロールに対する情報はなかった。入院していた精神科病院に確

認したところ、Ａさんは「疼痛の訴えもなく、微熱に対して鎮痛薬を内服していた」ことと、「食事摂取量が少なくなり、抗精神病薬を減量していた」ことがわかった。

　詳しく調べると、鎮痛薬を内服しなくなった頃と抗精神病薬が減薬になった頃からＡさんの食事摂取が減量していることがわかったので、施設の嘱託医である整形外科医へ報告し、１日２回定時でアルピニー座薬が処方になった。アルピニー座薬を使用し始めてからは、眉間にしわを寄せることが少なくなった。

　疼痛コントロールができてきた頃より、Ａさんは食事のときに徐々に開口できるようになり、やがて全介助で３分の１から半量程度、食事をとることができるようになった。

■ 細かい観察と、それによる適切なケアで回復したＡさん

　Ａさんが、食事中に職員や利用者の動きや声で食事に集中することができなくなったため、摂食嚥下の先行期へのアプローチを開始しました。食堂の職員や他の利用者の行動が目に入らない比較的静かな場所にテーブルを配置し、看護師が表情や摂食動作などを観察しながら食事介助をしました。

　開口ができるようになってからは、嫌いな食べ物のときに開口をせず、左の口角をピクピクさせることがわかりました。コップやストロー付き栄養補助飲料を手に持たせると、自ら口唇まで持っていき、摂取できるようになりました。

　そこで、次に「食事摂取を少しでも自立できるように」と考えました。Ａさんの嚥下機能は低下していなかったため、手に持って食べられる"おにぎり"に変更しました。しかし、おにぎりを手に持つ力の加減がうまくできずに、おにぎりを口唇にもっていくまでに、おにぎりが崩れてしまうことがあったので、管理栄養士や介護職員と情報共有し、主食をパン食へ変更しました。すると、Ａさんは、パンにジャムをつけたり、おかずをパンに挟んだりして、パンを手にもつまで介助すると自ら口唇までもっていき、食べられるようになりました。嫌いな食べものを手に持ったときは、すぐにテーブルに置く動作も見られ、だんだん"意志"も確認できるようになりました。

　Ａさんは、もともと食べ物に対してこだわりがあったためか、現在は入所当初より食事に集中できるようになりました。手が止まっているときは、スプーンやパンを手に持つ動作まで介助します。今は、見守りながらですが、食堂で他利用者と一緒に食事ができるようになっています。

"生活の場" である施設ならではのケア

☐ 入所当初のケアは「リロケーションダメージ」の予防

特養には、在宅から入所する人もいれば、病院からの入所や、施設を転々として最後に入所する人もいます。利用者は認知症や慢性疾患を持っている人がほとんどです。疾患は比較的安定していますが、年月を重ね、加齢による変化や認知機能の低下が重なると、利用者の身体状態は不安定になってきます。

入所当初は「リロケーションダメージ」を起こさないように環境の工夫をしていきます。慣れない環境で過ごすことは、利用者にとって健常者以上に混乱やストレスにつながります。

場所の見当識障害のある人には、自分の居室やトイレがわかるように立体的な表札をつくります。平面であると認識されにくいため、どの方向から歩いてきてもわかるようにするためです。表札をドアに付けるときは一緒に高さや向きなどを確認してとりつけます。

認知症の人は、車いすに自ら移乗しようとして転落・転落するリスクがあります。そのため、ベッド柵に「ナースコールを押してください」と表示しておきます。短期記憶障害があっても文字が理解できれば、車いすに移る前にナースコールを押してくれます。また、BPSDが出現したときは、中核症状から言動の意味を考え、アセスメントしています。

施設へ入所して環境が変化したことにより、事前の情報とは違う部分も出てきます。そのため多職種と連携し、利用者個々の生活リズムの把握をしていきます。施設での生活を通して、イベントへの参加や食事・飲料、衣類など利用者が選択できるように支援しています。

☐ 安定期から終末期に向けての看護職の役割

施設に慣れてきた頃には、利用者同士の関係もつくることができてきます。利用者の持てる力を引き出し、利用者の望んでいることを自立支援につなげていきます。

利用者によっては、「行動の意欲喪失」により、活発でなくなってくることもあります。このとき「静かな利用者」と捉えられてしまうと、介護の手間をかけず、見過ごされて、そのまま低活動になってしまうことがあります。そのため、利用者の「活動」と「休息」のバランスを調整していきます。

糖尿病や心疾患がある利用者でも、食事制限や水分制限を医療機関

キーフレーズ

慣れない環境で過ごすことは、利用者にとって健常者以上に混乱やストレス

認知症でない若い人でも、例えば、病気やケガをして入院すれば、環境の違いからストレスがかかるはずです。認知症の人の場合、そのストレスがとても大きいことを理解しなければなりません。

キーフレーズ

糖尿病や心疾患がある利用者でも、食事制限や水分制限を医療機関のように厳密にするようなことはありません

病院は「治療」の場であるのに対して、特養は「生活」の場なので、いわゆる"制限"を厳密に実施することはありません。病院から特養などの施設に来た看護職が最初に意識変革が求められるところです。

のように厳密にするようなことはありません。医師や管理栄養士と連携しながら、本人の嗜好品を取り入れ、施設で提供している食事を調整していきます。

　終末期が近くなり、利用者の状態が不安定になってくる頃には、家族に「今後、予測されること」や「現れてくる症状」などをわかりやすく説明します。特養では医師は常駐していないため、看護師が利用者や家族の望みを医療面と生活面を統合させて医師へ伝えていくことも重要な役割になってきます。また、介護職にも病状をわかりやすく説明するとともに、症状の対処方法なども説明していきます。

病院と特養、環境の違いを明らかにしてくれたBさんのケース

　病院から退院してきた利用者が、入院中には考えられなかった回復を見せてくれることは決して少なくありません。ここでは、そのような事例を紹介します。

[Bさん／80歳代女性／アルツハイマー型認知症、慢性腎不全]

　BさんはHDS-R（改訂長谷川式簡易知能評価スケール）が6点しかない重度の認知症で、施設から近隣の医療機関へ定期的に受診していたが、誤嚥性肺炎のため入院。肺炎の治療後に類天疱瘡と再度の肺炎になり、入院期間が3カ月と長期になっていた。医師は「もう少し肺炎の治療をしたほうがよいが、腎機能も悪化しており、これ以上、治療は難しい」と判断し、退院に向けてカンファレンスがもたれた。

　Bさんは、入院前までは手すりにつかまりながら歩行もでき、食堂で顔なじみの利用者と食事もしていた。「自分のことは自分でしたい」という思いが強かったが、入院中に徐々に食欲も低下し、退院カンファレンスのときには、アイスを数口摂取できればよいほどに衰弱していた。水分は点滴で補っていたが、必要栄養エネルギー量はとれていない状態だが、施設では看護職員が24時間常駐していないため、持続点滴はできない。そのため、医療機関側から、①持続点滴を継続するために療養型医療機関への転院、②施設に看取りの方向として退院、という2つの選択肢が示された。

　キーパーソンである長女は、療養型医療機関への転院は遠方になるため望んでいなかった。そして、施設へ戻ることに対して、「点滴をはずして、食事もとれないと殺しちゃうことになるのかな。点滴しながらすっと逝ってくれればいいけど……」と話した。

長女がBさんの代弁者として自分が決めたことに罪悪感をもってしまっていることがうかがわれたため、退院カンファレンスで「長女が決めるのでなく、Bさんならどういう選択をするのか」を一緒に考えることにした。そのとき、担当医からはさらに「持続点滴は感染のリスクもあること」が説明された。

　受け入れる側の施設の看護師は、点滴を終了して施設へ戻ることで予測されることとして、「3週間前からほとんど食事を摂取していないこと、傾眠傾向であること、腎機能が悪化していることなどから、施設に戻ってすぐに逝ってしまうかもしれないこと」を説明した。その一方で、「施設で環境が戻れば、少しでも食べられるかもしれないこと」も説明した。さらにBさんの食べたいものや以前から好きだったものなどを、長女に面会時に持参してほしいことを伝えた。

☐ 奇跡的な回復の後の安らかな看取り

　退院後、施設では、長女がBさんの好むものを昼食に合わせて、毎日持参しました。食事もベッド上でなく、入院前と同じ食堂の席を準備しました。最初は一口、二口と介助をしていましたが、もともと介助されることを嫌がるBさんだったので、食べやすいように食器の位置を手の届く場所に変えることや、声をかけながら見守っていると、少しずつ自分で食事を食べるようになりました。また、徐々に覚醒もよくなり、会話もできるようになりました。入院前と同じ環境で少しでも経口摂取できたことを長女は喜びました。

　退院後2週間が経過した頃より、Bさんに喘鳴が見られ始めました。しかしBさんは呼吸の苦しさを訴えることはなく、居室で臥床されることより、食堂で馴染みの利用者と1日を過ごされることを望みました。やがて、食堂の椅子での生活もつらくなってきたため、ソファ椅子を設置し、安楽に姿勢が保てるようにしました。

　Bさんは退院してから約3週間後に安らかに逝かれました。

「外泊」で自宅に戻って看取りができた Cさんのケース

　特養は「終の住処」として、看取りも期待されている施設ですが、「外泊」という形で自宅に戻り、最期を迎えられた利用者はいます。

　Cさん本人も家族も「最期は自宅で過ごしたい」と望んでいました。特養に入所するきっかけは、認知症が進行したことやADLの低下で重介護となったこと、主介護者の体調が悪く、副介護者は日中就労し

＊病院にいた頃の自分に伝えたいこと

　私は病院にいた頃、「言葉で伝えられない認知症の人は、何も判断できない」と思っていました。何かを決定するにしても、本人ではなく、家族や保証人の意思を優先していたと思います。そのとき、そこで表明されたことが、本人の意思を代弁したものであればよいのですが、「代理の人が考えていることじゃないか」と思うことが多かったと記憶しています。

　今、特養の看護職として思うのは「看護する側のコミュニケーション能力が高ければ、認知症の人の思いや伝えたいこと、行動の意味に近づくことができる」ということです。認知症の人本人の思いを理解すれば、看護にも生かせます。それは、治療の場でも生活の場でも共通することだと思います。そのことを当時の自分に伝えたいと考えています。

ており、介護にあまり関われないことでした。

　Ｃさんの自宅は地理的に施設と車で３分以内の近距離にありました。いよいよ最期のときが近づいたとき、嘱託医は外泊の許可を出し、さらに自宅で息を引き取られても嘱託医が自宅まで死亡確認のため往診をしてくれるという条件が整ったことで、Ｃさんは外泊という形で自宅に戻ることができました。そして、最期はほとんど食事をとることはできなかったようですが、Ｃさんは自宅で子どもたちや孫たちに見守られながら逝かれました。

　本来は、施設を退所し、在宅サービスを整えてから自宅へ戻ることがベストだと考えますが、Ｃさんのケースに関しては在宅サービスを整える時間がありませんでした。また、家族も在宅での介護が長期になると介護が難しかったことがあり、ギリギリまで施設で介護をして、最期のときだけを自宅で過ごすことにしました。

　このとき、看護師は、家族に予測される臨死期に起こる症状を伝え、介護職員はおむつ交換などの手技を指導しました。また、看護師は夜間オンコール体制のため、家族が介護中に困ったことや息を引き取られたときは、まず施設へ連絡をしてもらい、夜勤介護職員からオンコールで看護師に連絡をする体制を整えました。

地域の中の施設にいる DCN として 今後、取り組んでいきたいこと

2015 年４月から、特養の入所は原則「要介護３」以上となり、よ

り重度な介護が必要な人の入所が優先されることになりました。当施設の認知症の利用者も8割近くになり、ADLも全介助の人が増加しています。すでに看取り期に入っている利用者も多く、そのような中で、在所期間も短くなってきています。短期間で利用者や家族と信頼関係をつくり、本人の思いや望みをくみ取って「看取り」まで看護実践をしていかなければなりません。

人生の最終段階での医療やケア、最期に過ごしたい場所の選択など「アドバンス・ケア・プランニング」（ACP）の重要性が増してきています。認知症になる前から話し合いのプロセスができていれば、生活する場所が在宅や施設、または治療が必要になって入院しても、最期まで思いや望みをつなぐことはできます。また、重度認知症になっても、本人の意志を推定することが可能になると思います。

最後に、当施設のDCNとしてできることを考えました。介護保険事業外の「しおさいサロン」を利用されている頃から、そこに参加されている高齢者の皆さんに「アドバンス・ケア・プランニング」について周知したいと思います。そうすれば、その後に介護が必要となり、デイサービスやショートステイを利用され、やがて在宅での介護が困難となって当施設に入所となっても、さまざまな局面で話し合いが持てることになるでしょう。その話し合いのプロセスをもとに、最期に向けての本人の意思決定を支援できればよいと考えています。

キーフレーズ

重度認知症になっても、本人の意志を推定することが可能になる

「ACP」はあらゆる人に求められていると思いますが、特に認知症になったときに効果を発揮します。すべての人が「将来、認知症になる」と考えて自分の最期のときのことを考えていただければと思います。

第 2 章

さまざまな可能性を持つ
"中間施設"での認知症ケア

認知症の人の「笑顔を支える」施設看護をめざして

介護老人保健施設 同仁苑 看護主任／認知症看護認定看護師　**森 あかね**

「生活の継続」をめざす認知症看護　実践のポイント

① ケアする前の「声かけ」、行うときの「説明」、そして本人の「同意」
② 利用者の"暮らし"を最優先するための「予防的看護」の実践
③ 認知症の人を"地域"で支えられるような「施設づくり」

　私が介護老人保健施設（以下：老健）における認知症看護を実践する中で「心がけていること」は多くありますが、特に上記の3点を挙げたいと思います。

今度は老年看護を経験したい

■ 急性期・慢性期・予防と経験し、次は「老年看護」

　私は看護学校を卒業後、地元の中核病院に入職し、内科病棟と脳神経外科病棟を経験しました。脳神経外科病棟では、術後せん妄で、不穏・興奮がひどい患者に出会いました。その後、家庭の都合で夜勤ができなくなり、健診部門に配属となりました。

　健診部門で受診者の生活指導を行っているときに、当時は「ぼけ」

■ [施設の概要] 介護老人保健施設 同仁苑 ■

[スタッフ数]	医師1人、看護師14人、介護職員30人、生活相談員2人、機能訓練指導員5人、介護支援専門員1人ほか
[入所定員]	入所100人[男22人／78人]／ショートステイ2人
[平均年齢]	86.3歳　[平均要介護度]2,9（2019年10月）

[設置主体]　医療法人社団 亮仁会 那須中央病院
[開設日]　2005年4月
[所在地等]
〒324-0036 栃木県大田原市下石上1452
TEL：0287-26-2323
http://www.nasuchuoh-hospital.jp/doujinen/

（認知症）について相談されることが増えてきたので、認知症のセミナーや講習会に行くようになり、認知症について興味がわいてきました。そして「急性期・慢性期の看護、予防医療と経験してきたから、今度は老年看護を経験してみたい」と思うようになりました。そのようなとき、ちょうどよいタイミングで併設の老健である「同仁苑」への異動となりました。

認知症の利用者家族の一言

老健では最初、デイケア勤務となり、認知症のある90歳代の女性利用者Ａさんの対応に困惑しました。Ａさんは、記憶障害や見当識障害、判断力低下等の認知機能の低下から、利用中、常に帰宅願望があり、不安や不穏な状態にあったのです。

そのようなＡさんに対して、老健スタッフの対応は「帰れません」「どこに行くのですか」と断定したり、否定したり、嘘をついたりします。「どうにか落ち着かせよう」ということばかりを考えて、本人の思いに寄り添う対応ではありませんでした。対応時の語調もきつく、Ａさんが余計に不安や混乱を招く対応をしていました。

私は「こんな対応でいいのか」との思いがありましたが、自分自身認知症についての知識や理解が乏しく、家族に対しては担当者会議時に「認知症があるから大人数での施設対応は難しい」ということを繰り返し伝えるだけ。家族の大変さや思いをくみ取ること、寄り添うことを行っていませんでした。

そんな私たち施設側にＡさんの家族が言いました。

「認知、認知と言うばかりで、皆さんは母のことをしっかり見てくれてはいないのですね」

確かに、Ａさんの困りごとをしっかり見ていくのではなく、自分たちが「困る」ということにしか、目が向いていなかったことに気づかされました。

認知症看護認定看護師による講義が資格挑戦への決め手

認知症は、中核症状・周辺症状合わせて多くの症状が出現しますが、「認知症だから仕方がない」と諦める看護師や介護職が少なくありません。私は
「本当に諦めるしかないのか？」
「介護職は認知症のことをどこまで理解しているのか？」
「自分自身、本当に認知症のことを理解しているのか？」
という思いが強くなってきました。

キーフレーズ

「認知、認知と言うばかりで、皆さんは母のことをしっかり見てくれてはいないのですね」

認知症の人のケアで最も大切なことを、この家族の短い言葉が言い表しているように思います。認知症という病気の前に“その人”のことを見なければなりません。

そのようなとき、栃木県看護協会が主催する認知症看護の研修がありました。そこで認知症看護認定看護師の講義を受ける機会があり、私は「今まで認知症について誤った認識でケアを行っていた」ことや、「利用者を不安にさせていた」ことを知ることができました。

「もっとしっかり認知症看護を学びたい」「利用者・家族に安心して施設を利用していただきたい」「笑顔を支えるケアがしたい」と思い、認知症看護認定看護師（以下：DCN）を志しました。

2019年11月現在で、看護師として28年、高齢者ケア施設で11年、DCNとして4年の経験を積み重ねています。

キーフレーズ

「もっとしっかり認知症看護を学びたい」

このような切実な思いから「認知症看護認定看護師」となった仲間が、2019年11月現在、1587人います（日本看護協会ホームページより）。

病院併設の老健施設としての特徴

☐ 併設の病院からの患者受け入れも多い

現在勤務している「介護老人保健施設 同仁苑」は、栃木県北部の人口7500万人ほどの大田原市にあります。日光連山や那須連山が見渡せる農村地域に位置しており、施設がある地域は高齢化率28.2％と住民の4人に1人は高齢者という状況です。

「同仁苑」の職員数は、医師1人、看護師14人、介護職30人のほか、管理栄養士、リハビリスタッフ（理学療法士・作業療法士・言語聴覚士）、相談員、施設ケアマネジャー、事務員で構成されています。

利用者数は入所100人・ショートステイ2人で、全体の3割ほどを認知症の人が占めています。利用者の特徴としては、医療法人で病院が併設されているため、病院からの患者受け入れが多くあります。例えば、骨折で継続リハビリを必要とする人、ADLが低下して回復リハビリを目的とする人、胃瘻造設など医療依存度が高い人、病院入院中にせん妄や認知機能低下を来たして在宅復帰が難しくなった人などです。またショートステイでは、在宅療養中で介護する家族のレスパイトケアのために入所してくる人もいます。

☐ 病院色が強い老健にありがちな事情

入所利用者は、平均して約3～4年の入所期間が多く、刺激の少ない施設入所により徐々に認知機能が低下してしまう人もいます。また、利用者の平均年齢は86.3歳と超高齢であり、在宅復帰というよりは特別養護老人ホームへの入所を待機している人が多く、待っている間に基礎疾患の悪化や転倒による骨折、尿路感染症などで病院に入退院を繰り返し、入所期間が延びてしまうというのが利用者の

特徴です。

　老健スタッフは病院併設の施設であるため、法人内での異動があったり、委員会などを一緒に行ったりしていることもあり、連携はとれていますが「病院色が強い施設」ということも特徴の１つです。

老健に来て初めて気がついたこと

▢ 病院にはない「ゆったりとした時間の流れ」

　私が老健に来て、最初に「病院との違い」として感じたのは、「施設では、ゆったりとした時間が流れている」ということでした。治療の場と違い、生活の場であるためでしょうか、フロアには必ず誰か利用者がいて自分の好きなことをしていたり、テレビを見ていたり……そんな自然な光景がありました。そして、そこには介護職が声かけしながら「利用者と同じ空間を共有している」という、病院では見ない風景が広がっていました。

▢ 「身体拘束はしていなくても、これでは……」と感じた２事例

　また、老健では「身体拘束をせず、どうにか縛らない対応を実践している」ことも新鮮でした。しかし、薬剤投与については病院とあまり変わらないと感じました。その当時の事例を紹介します。

［事例：Ｂさん／ 90 歳代女性／アルツハイマー型認知症］

　Ｂさんは入所して間もないこともあり、リロケーションダメージのため、不穏状態にあった。失認や失行があり、ナースコールを押すこともできない。また、見当識障害や記憶障害により「今いる場所」も認識できなかった。昼・夜の認識がなく、昼夜逆転となり、夜間に眠らずに大声を出したり、動き回ったりして他の利用者の部屋に入ってしまい、トラブルとなっていた。

　Ｂさんに対して“縛る”ことはなかったが、センサーマットやベッド柵は使った。また、介護職スタッフより「夜間、私たちのほうがもたない……。Ｂさんを寝かせてほしい」と言われ、薬剤投与（眠剤、抗精神病薬の使用）が開始された。Ｂさんは薬剤服用により日中傾眠傾向となり、食事がとれなくなってしまった。

　利用者の食事がとれなくなると、介護職たちは「食べられなくなってしまった」「食事介助が増えて困る」という“自分たち本位の言い

"分" を訴えてくることが多くなります。老健では、フィジカルロックに対してはどうにか検討しているものの、ドラッグロックはなんの迷いもなく実施していたのです。当時、私は「治療のために薬剤を使用することがある病院と変わらない……。老健も "生活の場" ではないな」と感じました。

［事例：Cさん／90歳代女性／アルツハイマー型認知症］

　Cさんは、夕方から帰宅願望が出てきて、落ち着かなくなり、夜間になってもなかなか眠らず、何度も起きてくる。これに対して、介護スタッフから「Cさんは、夜、寝なくて困る。夜中にほかの利用者と起きてくる時間が重なると、2人は対応しきれない」「昨夜は午前3時から起き出して、そのまま朝を迎えた」という申し送りが続く。介護スタッフはCさん本人の思いは考慮せず、「Cさんを眠らせてほしい」という介護側からの訴えを前面に出していた。

　そこには「どうして落ち着かないのだろう」「何度も起きてくるのはなぜなのか」「どこか調子が悪いのではないか」「眠れる環境ではないのかも」「本人がまだ眠くないのではないか」などのCさんの思いに沿った原因をもとにした "非薬物療法" を考える姿勢はなかった。「認知症の人は困った人」というレッテルを貼り、薬剤に頼る傾向があった。

　「同仁苑」では、今、「身体拘束委員会」を開催し、勉強会も行っていますが、全解除に向けてはまだまだ時間がかかりそうです。「誰を中心に考えるのか」ということが、職員全員に浸透していかなければなりません。利用者本位で考えることができ、利用者のペースで時間が流れる施設になることをめざしています。

◻ 老健においてリーダー的な役割をもつことを実感

　事前に理解していたつもりですが、「老健は病院と違って、看護職の配置人数が少ない」ことを不安に思いました。夜勤は100人の利用者を1人の看護師で担当するのです。その一方で「病院と違って "治療をしている人" ではなく、元気な人が多いし、介護施設だから仕方がないのか」という思い込みもありました。

　しかし実際には、利用者の身体状態の管理だけでなく、利用者の生活機能のアセスメントを行い、ケアの方向性を介護職やリハビリ職員などの多職種と考え、連携・協働しながらケアを提供していかなければいけません。みんなで同じ目的に向かってケアを実践していくため

には、チームとして取り組むことが必要であり、看護師はその中心的な役割（リーダーシップ）を担うことが求められていました。また、利用者の生活を支える上で、看護師には判断力、ときには他職種との連携・協働するためのマネジメント能力も必要とされていることがわかり、重要な役割を担っていることを実感しました。

DCN として施設で看護実践をする上で 一番心がけていること

□ 入所している人、職員、すべてが笑顔になるように

老健における DCN の役割として、私が考えている最も基本的なことは「認知症の利用者だけでなく、入所している利用者全員と職員の笑顔が出るような穏やかな暮らしを支えていく」ことです。

そのためには、利用者の「これまで生きてきた歴史」を考えることが大切になります。「今この人がこのようにあるのはどんな生き方をしてきたからだろう？」という視点で、その人がたどってきた時代・暮らしに思いを馳せ、「心地よく暮らせるには私たちは何をすればよいか」を考えながらケアに当たっていくことを一番に考えています。

それを実践するために、常にアンテナを高くして情報収集を行うとともに "実践者モデル" であることを意識し、認知症の人に関わり、看護を実践していくこと、そして、その楽しさをスタッフと共有することを心がけています。

例えば、「朝・昼・帰る前には必ず挨拶を行う」「随時リアリティーオリエンテーションを実施する」「ケアを行う前には声かけを行い、実施することの説明を行い、同意を得る」「タッチングをする」など当たり前のことだけれども、看護師が "意図的" に "楽しそう" にケアをしていると、自然と他のスタッフも実践してくれるようになってきました。同時に、看護師同士や他職種と情報の共有をはかり、認知症ケアについて一緒に考えていく内部研修なども行っています。

［事例：Dさん／80歳代男性／脳血管性認知症］

ときどき、大声を出す認知症の利用者Dさんは、オムツいじりをするため、腹部にベルトを巻いて、オムツをいじれないようにしていた。「Dさんが大声を出す」という目先の状態にしか注目していなかったため、なぜ、Dさんが叫ぶのかわからないでいた。

あるとき、若い介護職と一緒にパッド交換を行うと、ベルトをはず

キーフレーズ

ケアを行う前には声かけを行い、実施することの説明を行い、同意を得る

あらゆるケアの対象者に必要なルールといえますが、特に身体もみることのできる看護師が率先して実施することで、介護職にも広がっていくことを実感しています。

した瞬間、Dさんは「あ〜よかった」と言った。さらに、パッド交換と同時に背部の清拭を行ったところ、「気持ちいい！　よかった、よかった。ありがとう」とDさんは満面の笑みになった。

　Dさんは日常的に痰がらみがあり、常に痰を出そうとして咳をしていた。その咳にエネルギーを使うため、背中はしっとりと汗をかいており、ベルトで締められているところは下着が寄っていて痒みの原因となっていたようだ。

　一緒にケアをしていた介護職が「Dさん、ずっと気持ち悪かったんですね。痒そうだったし、つらい思いをされていたんですね」と声をかけると、Dさんはにっこり笑い返してくれた。

　認知症の人は病状が進んでくると自分の状態をなかなか訴えることができず、大声を出したり、歩きまわったり、不穏になったり、興奮したりします。

　Dさんのケアの後、私は一緒にいた介護職に「気づいてあげられてよかったね。認知症の人は自分で訴えることができないことがあるから、私たちが気づいてあげないとね」と伝えました。

　介護職には「深い〜」と返されましたが、その後、その介護職から「ベルトをはずしていこう」という提案がされて、ケアの方向性をみんなで決定していくことができました。このように地道に介護職にケアを通して認知症の人の思いを伝えています。

“生活の場”での認知症看護を考える

　病院は「病気を治す場」ですが、老健は「生活の場」です。「生活の場」には、利用者それぞれの“暮らし”があります。私は、老健においては徹底的に“暮らし”を大切にすること、“暮らし”を最優先するために「予防的看護」を行っていくことを心がけています。

　看護師はどうしても“疾患”を見てしまう傾向にあります。確かに異常の早期発見は病気の予防につながる大切なことですが、「生活の場」である老健では、まず“暮らし”を支えなければなりません。“暮らし”を支えるためには、「利用者個々の生活習慣を大切にすること」「それまでの暮らし方を施設に入ってからも継続できるよう整えていくこと」が重要で、それらは施設看護を行う上で大切だと思います。

　介護職からの報告だけでは認知症の人の状態は把握できません。そのため日々の介護に看護師が介入していくことで、認知症の人が安心して生活できているのか、不穏や不安が起こる要因は何なのかが把握

キーフレーズ

“暮らし”を最優先するために「予防的看護」

　老健には医師も常駐していますが、基本は「生活の場」です。生活をする場での日々の営みが“暮らし”であり、健常な人より少し健康度が劣る老健の利用者において看護師の予防的な視点で展開される「看護」は安心のもとになります。

できるとともに、異常の早期発見もできます。それは重症化を予防し、認知症の人の安心できる「暮らしを支える」ことにつながります。

認知症の人の時間の流れに合わせて行動することも必要です。1日1度は認知症の人や施設みんなの笑顔を引き出せる関わりができるよう、遠い存在ではなく、近い存在となり、馴染みの関係性を構築し、お互いに信頼関係が生まれれば、老健は安心できる環境になります。その調整を看護師として行うことを心がけています。

施設と病院の密接な連携が必要だと気づかせてくれたEさんのケース

老健から入院する原因で多いのは、「転倒による骨折」と「急性の心不全」です。そして、入院してしまうと、老健に戻ってくるときに、ADLや認知機能が低下してしまっていることがよくあります。

[事例：Eさん／90歳代男性／アルツハイマー型認知症]

Eさんは慢性心不全の急性増悪で入院。病院での治療で心不全が改善されたため、老健に再入所となった。しかし、入院前はトイレの場所がわからなくても誘導すればトイレで排泄行為ができていたのに、退院してきてからはほぼ失禁状態になってしまった。また、入院中に騒いだためか睡眠剤や抗精神病薬が処方されており、日中の傾眠から活動性の低下や食事がとれない状態になっていた。

Eさんの変化を考えると、病院において、

・認知機能の低下により"支持が入らない"と判断され、リハビリが思うように進まず、ADLが低下し、車いすとなり、また、ベッド柵で囲まれるなどの身体拘束がうかがわれ、自ら動く自由を奪われてしまった

・オムツいじりや点滴の自己抜去をするという理由から、つなぎ服を着せさられ、ミトンもさせられ、1日中オムツを当てられていたことで尿意が曖昧となり、失禁するようになった。自尊心も低下し「あきらめ」の気持ちが生まれた

という対応を受けていたことによる変化と思われた。

なぜ、Eさんはオムツいじりをするのでしょうか？　尿意があるからではないでしょうか？　例えば、尿意があるのに、看護師から「オムツをしているので尿はオムツに出してください」と言われたらどう思いますか？　悲しいことですよね。

なぜ、Eさんは自分で立ち上がろうとするのでしょうか？　だってずっと座っていたらおしりが痛いんです。トイレにも行きたいんです。疲れて横になりたいんです。このように立ち上がるのには理由があるんです。けれども、それを認知症の人は伝えることができない。だから不穏になったり、怒ったりするんです。それなのに、退院するまで車いすベルトでしばりつけないでください。Eさんの顔から笑みはなくなっていました。

▢ 施設から病院に"その人なり"の情報を提供する

キーフレーズ

認知機能が低下しADLも低下して老健に帰ってきました

　施設から病院へ入院して、戻ってきた利用者に対して、施設の側では、このような感想が出てくることは決して少なくありません。ただ、このような結果にならないように、施設の側からももっとアプローチすることはできるはずです。

　Eさんは、認知機能が低下しADLも低下して老健に帰ってきました。当初は環境が変わるため多少混乱はしましたが、なるべく早く老健になじんでいけるよう、スタッフが積極的に声かけを行い、関わりを持ちました。老健では車いすベルトはしないため、Eさんが動きたいときは傍に付き添うか、見守りを行い、Eさんの行動制限をしないように関わったことで、やがてEさんは自分でトイレに行って排泄できるようになりました。そして、Eさんに笑顔が戻ってきました。

　Eさんのケースで学んだのは、「入院時にその人の施設での日常生活の状態（動作）や、どのようなことが好きで、どのようなことが嫌い（苦手）であるのかなど、"その人なり"の細かな情報を病院の看護師に提供し、入院しても、なるべくそれが継続できるように連携していくことが必要だということです。そうすることで、認知症の人の混乱を最小限にすることができるのではないかと思われます。

施設から在宅に戻るケースで "生活を継続する" 重要なポイント

　老健は"中間施設"なので、在宅に戻る利用者もいます。このとき重要になってくるのは「家族支援」です。認知症の人の家族は、親や連れ合いが認知症になってもなかなか受け止められないことが多く、「どうしてできない」「なんでわからない」と責める言葉を発してしまうことがあります。認知症について家族がどう受け止めているのかを、老健の看護師はしっかり把握しておく必要があります。

［事例：Fさん／80歳代女性／アルツハイマー型認知症］

　Fさんの娘は、母親であるFさんの認知症を受け入れることができないでいる。話をしていても、Fさんがつじつまの合わないことを言うと「そうじゃないでしょう。お母さんしっかりして」と涙を流す。

Column

＊病院にいた頃の自分に伝えたいこと

　当時の私に語りかけるようにして述べたいと思います。

　「認知症看護は看護の基本」です。認知症の人だけでなく、施設の利用者が心地よい状態でいられるために、何をすればよいのか、何を観察し、アセスメントし、ケアを実践すればよいのか——これらを基本に戻って実践していくことができれば、認知症の人が「笑顔で暮らせる」ことを支えていけると思います。そのために「観察眼」や「アセスメント能力」をしっかり養ってください。いろいろな疾患をみていけば、アセスメントを行うとの幅が広がります。疾患の予測をつけ、何の観察を行うのか、どんな治療なのかを学ぶことで、その後の看護実践の大きな力となります。

　「予測して判断する」ことは看護師に求められる総合力です。的確な予測と判断をして介護職を支え、その力量を「医療モデル」から「生活モデル」に移行させる必要があります。介護施設を"暮らしの場"にしていくために、病院にいる"今"をしっかり学んで実践してください。そして、常に基本を振り返り、「私はどこで何をする人」なのかをよく考えながら、日々の看護実践に取り組んでください。

　そこで娘に対して、Ｆさんに面会する前後に時間をとり、娘の思いを傾聴したり、ねぎらいの言葉をかけたりして、Ｆさんと家族を施設職員みんなで支えていくことを実践している。

　利用者の認知症に向き合えない家族は、そもそもなかなか面会に来ないことも多く、面会に来ても洗濯物だけ持ってすぐに帰ってしまうことがあります。老健では、そうした家族に対して、少しでも本人と話す場を設け、本人とのつながりが疎遠になってしまわないように働きかけを行っています。認知症は進行性の病気であり、記憶障害や見当識障害が進んで、だんだんに家族のこともわからなくなります。しかし、家族の顔を見るとパッと表情が変わる場面を見ることもたくさんあるのです。

　認知症の利用者が在宅復帰するために私たちが行うことは「家族と何度も話し合うこと」です。現状や今後のことをしっかり伝えていくこと、認知症について正しく理解していただき、認知症に対する家族の受容を確認していくことが必要だと思います。

　私たちDCNはもっと"地域"に出て、行政や地域の人とつながる必要があると痛感しています。そうすれば、もっと認知症の人の住まう場所の環境を整えることができ、認知症の人を支えていくことがで

きると考えています。

認知症の人を地域で支えるための施設をめざして

　めざすのは「認知症の重症度の段階に応じた看護・ケアが実践でき、本人が"安心できる・居心地がいい場所"と認識してくれるようなケア体制の構築、笑顔があふれる施設になること」です。

　また、施設だけにとどまらず、地域へ向けても認知症の人やその家族の支援や、認知症についての正しい知識を伝えていくことを実践していきたいと考えています。現在、認知症についての理解や知識を広めるために「認知症キャラバンメイト」として施設のある地区の小中学校で認知症サポーター養成講座を開催したり、利用者家族に向けて認知症セミナーを行ったりしています。

　今後、もっと開かれた施設にすることで認知症の人のみならず、地域の人（子どもたちも含めて）が集える場・交流の場となり、「認知症の人を地域で支えられるような施設づくり」に取り組んでいきたいと思っています。

【引用・参考文献】
鳥海房枝：高齢者施設における看護師の役割−医療と介護を連携する総合力，雲母書房，2007.

キーフレーズ

認知症の人を地域で支えられるような施設づくり

　これは、老人保健施設や特別養護老人ホームなど地域の「施設」で活躍するDCNに求められている視点だと考えています。高齢者ケア施設も地域包括ケアを支える重要なメンバーなのです。

「今までの生活」を継続するために施設でできる支援をめざして

横浜市総合保健医療センター 介護老人保健施設「しらさぎ苑」
看護部／認知症看護認定看護師　**渡辺 和子**

「生活の継続」をめざす認知症看護　実践のポイント

① 入所したての利用者が安心できるための声かけと生活環境整備

② ADL を維持拡大できるように "リハビリ以外" の歩行練習など

③ 「今までの生活」や「困りごと」を家族から細かく情報収集

　私が介護老人保健施設（以下：老健）における認知症看護を実践する中で「心がけていること」は多くありますが、特に上記の3点を挙げたいと思います。

病院を退職して認知症看護認定看護師をめざす

☐ 総合病院で多くの認知症患者と出会う

　私は看護学校を卒業後、総合病院に入職し、混合病棟（消化器内科、神経内科、糖尿病内分泌科、腎臓内科、眼科、皮膚科、形成外科、循環器内科、心臓血管外科）で勤務していました。

　さまざまな部署で看護実践を積み重ねている間、認知症、あるいは

■ [施設の概要] 横浜市総合保健医療センター 介護老人保健施設「しらさぎ苑」■

［スタッフ数］	医師8人、看護師12人、介護職46人、支援相談員8人、PT4人、OT2人、ST1人、介護支援専門員2人ほか	［設 置 主 体］	公益財団法人 横浜市総合保健医療財団
		［開 設 日］	1992年10月
		［所 在 地 等］	
［入 所 定 員］	入所80人（うち30人は認知症専門棟）	〒222-0035 神奈川県横浜市港北区鳥山町1735	
［平 均 年 齢］	84.4歳　［平均要介護度］3.6（2019年10月）	TEL：045-475-0001	
		https://yccc.jp/	

認知症と思われる患者とも多く出会いました。例えば、血糖コントロール目的で入院していた70歳代男性患者は、自分が、なぜ入院しているのかわからなくなり、消灯後に「自宅に帰りたい！」と落ち着かなくなって、大声で騒ぐことが続き、入院治療が継続できなくなったケースもあります。

また、この同時期に私の祖母が認知症と診断され、私は認知症について正しい知識を得るため、「認知症ケア専門士」の資格を取得しました。しかし、せっかく取得した資格も、どのように生かしていいかわからず、悩んでいました。そんなとき、「認知症看護認定看護師」（以下：DCN）という資格があることを知りました。

☐ 適切な看護で認知症の症状が改善していく患者を見て

その後、ある病棟へ部署異動を命じられました。その病棟では、認知機能が低下した患者が、「入院」という急な環境の変化で場所がわからなくなったり、点滴の自己抜去などが頻回に見られたりしました。そのため、上肢抑制や体幹抑制、ミトン装着などの身体拘束が行われました。そこには、患者本人の思いなどを尊重せず、治療メインの現実がありました。

そのような中、認知症のことをあまり把握していないスタッフの対応で落ち着かなくなり、そわそわする患者Aさんがいました。私はAさんに「改訂長谷川式認知症簡易知能評価スケール」（HDS-R）のスクリーニングを実施し、Aさんの現在の認知機能について「中等度」であることを把握しました。そこで、スタッフたちに「Aさんには何度も"初めて"対応するように声かけをしてください」と伝えると、やがてAさんは落ち着いて治療や入院生活が継続できるようになったのです。

また、病院勤務は業務に追われて、患者とのコミュニケーションをとる時間があまり持てませんでした。「もっと、ゆっくり患者と関わりを持ちたい」と思う気持ちがどんどん強くなってきました。

このような経験から、私はさらに「認知症について専門的な知識を学びたい」と思い、上司に日本看護協会看護研修学校「認定看護師教育課程認知症看護学科」の受験を相談しましたが、在職しながら学ぶことは叶わず、結局、病院を退職することになりました。

☐ 教育課程修了後、実習施設だった施設に入職

看護研修学校までの通学時間が2時間ぐらいかかるため、学校の近所にアパートを借り、家賃や学費など、貯蓄を切り崩して生活をし

ていました。授業の復習やレポート作成のため、医学書の購入などで、思っていたより貯蓄を切り崩すことが多々ありました。しかし、現在、購入した医学書はとても役に立っています。

看護研修学校での授業では他の認定分野の人たちとグループワーク等で関わる機会がありました。それぞれの専門分野での視点で考えて話し合いをしていくため、新しい視点で患者との関わりについて学ぶことができました。

現職場は、実はこの教育課程での実習施設でした。看護研修学校の卒業見込みがもらえてから就職先を探し、就職するなら実習中の職場の雰囲気など人間関係や利用者との関係性について把握することができている落ち着いた環境で職に就きたいと考え、また、実習指導者からもお声かけをいただいたので、年度途中からパート職にて入職しました。

そして、新年度から正規職員として就職しました。現職場は、すでにDCNが働いている場所だったので、今後、DCNとしての認定活動もしやすいとも考えました。

認定試験までは、日勤業務のみ行い、職場の協力を得て、認定審査の試験に臨み、合格。晴れてDCNになることができました。2019年11月現在、看護師として12年、高齢者ケア施設で3年、DCNとして3年の経験を積み重ねています。

診療所併設の老健施設としての特徴

☐ 認知症の専門職が充実

横浜市総合保健医療センターは、「要介護高齢者支援」「精神障害者支援」「外来診療」の3つ機能がある複合施設です。その要介護高齢者支援施設として介護老人保健施設「しらさぎ苑」があります。

「しらさぎ苑」には、入所サービスとして「施設入所」「ショートステイ」があります。一般棟（定員50人）と認知症専門棟（定員30人）があります。「夜勤あり」の変則二交代勤務です。また、「ショートステイ」も用意されています。通所サービスとしては「通所リハビリテーション」を併設し、定員は20人で、月～土曜日（祝日も利用可能）に利用者の受け入れをしています。

施設内には私を含めてDCNが2人います。また、認知症ケア上級専門士や認知症ケア専門士など認知症に関連した資格を取得したスタッフが多く在籍しています。臨床心理士もおり、認知機能検査や心

理検査などを実施し、診断の補助もしています。

　また、神奈川県には３カ所にしかいない「若年性認知症コーディネーター」も配置されており、本人や家族の困りごとや悩み相談にのるほか、行政・医療・福祉関係者や企業の労務担当者等からの相談に、医療・福祉・就労等の専門機関と相互に連携し、必要な助言を行っています。

◻ 検査が実施可能な老健施設

　同じ建物内には、診療所病床として「介護療養病床」12床、「一般病床」７床も併設しています。また、内科外来・精神科外来（認知症診断外来、認知症外来）も実施しています。認知症診断外来は年間約1000件を超える認知症鑑別を行っています。認知症疾患医療センター（連携型）の指定を受けるとともに、認知症初期集中支援チームも活動しています。

　生理検査や放射線科もあり、MRI・CT・レントゲン撮影・RI検査・十二誘導心電図・超音波検査・血液検査・尿検査・脳波測定など、大きな病院と同様の検査を実施することが可能です。これらの医療機器に関しては地域の主治医からの依頼で共同利用もしています。

　また、健康支援事業として、少人数制の運動教室などを行う「シニアフィットネス」や若年性認知症の方を対象とした「オレンジフィットネス」なども実施しています。

　当施設は診療所併設のため、医師の人数が多く、平日は必ず医師が常駐しています。また、認知症専門棟では精神科医３人がそれぞれ利用者を担当し、症状や内服について相談することが可能です。土日も当番医がいるため、電話相談することができます。入所者の急な体調悪化時には検査を実施することが可能で、「老健では診られない」と判断した場合には、緊急受診、または入院加療をお願いすることもあります。

老健に来て気になった３つのこと

　急性期病院しか経験したことのない私にとって、老健は初めての「生活の場の看護」に取り組めるところでしたが、最初は気になる点もありました。

◻ 「優先順位を考えた見守り」ができていなかった

　90歳代の利用者Bさんはアルツハイマー型認知症で、歩行時にふ

らつきがあるため、シルバーカーを使用していました。そのため、移動時は見守り、ふらついたときに対応をはかれるようにスタッフはBさん本人のそばを離れないようにしていました。

ある日、Bさんがトイレで排泄後、見守られながら洗面所で手を洗っていたとき、介助者は他の利用者に声をかけられ、そちらに注意がいってしまいました。Bさんは手を洗い終わったため、ベッドに戻ろうとして移動を開始し、バランスを崩して転倒して鎖骨を骨折しました。介助者に声をかけてきた利用者は、しっかり理由を説明することで「待つことができる」利用者でした。

このように、見守りが必要な利用者が、他の利用者から声をかけられて対応している間に転倒して骨折した事例は、私が就職して2〜3例起きています。

◻ 行動・心理症状を内服で抑えようとするスタッフがいた

認知症の利用者の行動・心理症状（BPSD）である「暴言・暴力・大声」に対して、環境や生活リズムを把握せず、本来ならば、声かけを工夫したり、場面転換をしたりする必要があります。しかし、抗精神病薬の内服でBPSDを抑えようとすることが多々ありました。

現在は、研修や日々の関わりを通じて、「非薬物療法」の大切さについて、施設内で理解を得ることができています。そのため、すぐに内服薬に頼ることはみられなくなりました。日々の様子に対して、少しの変化がみられた場合には、精神科医に情報を提供して相談し、内服薬の調整を実施しています。施設内での内服調整ができない場合には、精神科病院に入院し、内服薬のコントロールをはかり、施設での生活を継続できるように支援しています。

◻ 利用者が転倒しても「しょうがない」と思ってしまう

当施設では、回廊を歩行する可能性のある利用者や転倒のリスクが高い利用者の家族に対して、「入所時に注意して観察・対応はしても転倒のリスクはある」と説明しています。

以前は、事前に説明をしているため、転倒した利用者に対して「しょうがない」と発言するスタッフがいました。「介護の専門職として、そのような発言は恥ずかしくないですか？」と問うことで、徐々に意識が変化して「しょうがない」という発言は減り、なぜ転倒につながったのか、原因について考えられるようになってきました。引き続き、意識改革を行っていく必要があります。

また、「なぜ、転倒するのか？」を利用者の生活環境や生活行動を

キーフレーズ

「なぜ、転倒するのか？」を利用者の生活環境や生活行動を考えながら把握

認知症の人が転倒することを器質的な要因だけで考えてしまいがちですが、このようにその背景にあるものを推測しながら考えることで思わぬ要因が明らかになることがあります。

考えながら把握し、動作の背景について読み取ること、つまり、そのような行動をとってしまう利用者の意思をくみ取ることで転倒予防に努めていけるように、スタッフを支援していきたいと思います。

老健で看護実践をする上でDCNとして心がけていること

　私は病院勤務時代に、さまざまな科を経験することができたからこそ、今の看護を実践することができていると思っています。老健には日中は医師がいるので、報告や確認しながら看護実践することができますが、夜間帯は看護師1人で約80人の命を預かっているからこそ、急変時の対応や病態のアセスメントなどに経験が役立っていることを実感しています。

　また、病院においても「日常生活指導」を重視していたからこそ、老健での日々の関わりを通して利用者に看護実践をすることができていると考えています。そのような中で、特にDCNとして看護実践をする上で心がけていることが2点あります。

☐ 入所したばかりの利用者への声かけ

　1点目は「入所してきた利用者が安心できるように声かけをし、生活環境を整えていること」です。そして、入所1カ月ぐらいを目処に改訂長谷川式簡易知能評価スケール（HDS-R）とMMSE（Mini-Mental State Examination）を臨床心理士に依頼して、利用者の認知機能の状態を把握し、日々の生活に生かせるように心がけています。

[事例：Cさん／90歳代女性／左大腿骨転子部骨折]

　Cさんは第12胸椎圧迫骨折の手術歴がある。認知症とは診断されていないが、前医にてHDS-Rが17点と認知症疑いのケースであり、見当識と聴覚的記銘が低下していた。服薬の管理や予定管理は要介助である。Cさんに対しては、こまめに声かけをするとともに、安心して生活ができるように生活環境を整えることに努めた。

　Cさんが入所して約1カ月経過し、日常生活が落ち着いて老健での生活が安定してきたのでHDS-Rを実施すると、30点中25点で、言語の流暢性について若干低下が見られる程度だった。

　Cさんは、病院と環境が異なる老健という施設で、安心して生活を送ることができたことで、認知機能の改善が見られたと考えられ

ます。

利用者の表情・言動の観察

　DCN として心がけているもう 1 点は「利用者の表情や言動などを
よく観察すること」です。入所して落ち着いて生活が送れるようにな
ると、精神科医に確認し、抗精神病薬等の内服薬の減量について相談
しています。

［事例：D さん／ 80 歳代女性／認知症］

　D さんは既往歴に、うつ病・高血圧症がある。今まで落ち着いて
食事をとっていたが、最近、急いで食事をとっては廊下の決まった場
所に独りで座る様子が見られた。以前は、いつもニコニコと笑顔だっ
たが、表情は険しく、落ち着かない様子が見られるようになった。他
の利用者が飲んでいる湯飲みを奪い取るような形で片づける動作も見
られた。スタッフに最近の様子について確認すると「この頃、そんな
行動が見られるようになってきたかも」と話した。
　D さん本人に確認すると「スタッフは好きだけど、ここにいる人
（利用者）は大嫌い」という発言があった。D さんがこのような思いを
持つことで、独りでいることが多くなったのではないかと感じられた。

　D さんについて、医師にその行動や表情について相談し、内服薬の
調整を実施しました。すると、徐々に笑顔になることがあり、他の利
用者と関わる様子も見られるようになって、食事もゆっくりととるよ
うになりました。
　D さんのケースでは、今までと異なるちょっとした行動や些細な違
和感を DCN として感じとり、それらを日々接している介護スタッフ
に確認することで早めの対処がとれたと考えています。今後も、介護
スタッフと一緒に利用者に関わり、医師とのつなぎ役を担うことを実
践していきます。

「生活」の場としての老健で重要な視点

　老健で働きはじめた当初を振り返ると、病棟での勤務と同様に「問
題点」についての介入がメインになっていたように思います。当施設
の特徴として、総合病院と同様な検査を実施することが可能なため、
老健が「生活の場」という認識があまり持てず、「治療の場の延長」
と認識していた部分がありました。

キーフレーズ

今までと異なるちょっと
した行動や些細な違和感

　認知症の人は自分の考
えを言葉で述べることが
できない場合があるので、
ケアをする側が察知する
力が必要です。ここで大
切なことは看護師が単独
で判断するのではなく、
認知症の人の最も身近に
いる介護職に確認をとる
ことです。

業務に慣れてくると、利用者の気持ちや家族の思いなど、生活を送る上で重要なことを理解できるようになっていきました。利用者を理解することで、それまでは気づけなかった「利用者が持っている能力」について着目して関われるようになっていったように思います。

老健は中間施設ですから、在宅へ退所や特養への入所など、利用者ごとに今後の方向性は異なります。しかし、「利用者が今、できること」や「利用者の残っている能力」について把握することで、些細な変化や行動の背景について読み取ることができるようになるのが、老健における看護職の目標だと思います。

日々の看護実践から感じることは、「声かけの仕方を変えるだけでも、利用者が自分の力でできることが増える」ということです。そのため、できる限り、自分でできるところは自分で行うように声かけをして、少しの介助で日々の生活を送れるような関わりを継続していきたいと考えています。

キーフレーズ

「利用者が今、できること」や「利用者の残っている能力」

認知症に限らず、人がなんらかの病気や障害をもっても、「できること」はゼロにはなりません。その人の持つ力は何かを身体面・生活面の両方から見つけ出すことができるのが看護職だと思います。

退院してきたときの状態悪化が丁寧なケアで大きく変化したＥさん

老健のような施設から病院へ入院し、戻ってきたときに ADL が低下していたというケースは決して少なくありません。そのような事例を紹介します。

［事例：Ｅさん／ 90 歳代女性／正常圧水頭症］

Ｅさんは、正常圧水頭症だが、手術は希望していない。既往歴に、高血圧症・脊柱間狭窄症・左大腿骨頸部骨折・右上腕骨骨折がある。老健入所時より頻尿がみられ、5 分ごとにトイレに行っていた。食事は「粗キザミ食」を提供していた。

歩行器を使用し、1 人で歩行していたところ、後方にバランスを崩して転倒。老健医師により右大腿骨転子部骨折の診断があり、近医を緊急受診し、手術目的にて緊急入院となった。

入院後、右大腿骨転子部骨折に対して観血的整復術を施行した。術後安定しているため、2 週間後に当施設へ再入所となった。

再入所後、Ｅさんに体力低下や抑うつ感が見られ、食事や活動に対しても意欲低下が見られた。無表情でいることが多く、声かけに対しては会話するが、自ら会話することはなくなった。

食欲がなくなることも多く、1 割摂取のときもあれば 8 割摂取するときもあり、食事摂取量にバラツキが見られた。そのため、補助食

品を使用し、必要量を確保できるように支援した。

また、食事中のむせ込みが頻回に見られるようになり、食形態を「粗キザミ食」から「キザミ食」に変更し、水分にトロミをつけ、誤嚥予防をはかった。

これらのケアにより、Eさんは徐々に食事の摂取量や活動量も増え、トイレにも行くようになって、日々の生活の中で笑顔が増えていくようになった。しかし、歩行器の使用はできず、現在、車いすを利用している。

Eさんは活動量が増えることで、リハビリに対して積極的な発言も聞かれるようになりました。今、入院前の状態に戻れるようにEさん自身、活動に対して前向きな発言が聞かれるようになっています。その気持ちを読み取りながら、私たちはEさんの日々の活動に対して支援しています。

■ 重要な施設と病院間での情報の共有

Eさんのケースのように、入院期間の短縮のためか、施設で看られる状況でない状態でも再入所してくる場合があります。もともと笑顔が素敵な利用者だったのに、入院を契機に施設に再入所してくると、笑顔がなく無表情となり、活動性も低下してしまう。そして、施設に戻ってからしばらくすると「ここの生活は安心する」と利用者の発言も聞かれることもあります。

そのため、施設と病院との連携が、今後はとても大切になってくるのではないかと考えています。病院側は「施設でケアできる状態」を退院の前に確認すること、一方、施設側は「この状態なら受け入れ可能」など施設で看られる状況について連絡しておくこと──このように、お互いに連携をしていくことが重要です。

病院側に利用者の情報を申し送る場合には、認知状況や関わるときのポイントなど伝えることで、少しでも落ち着いて利用者が入院治療を送れるような情報を提供していかなければならないと、Eさんのケースで再認識することができました。

施設から在宅に戻るケースで大切なこと

老健の場合、在宅に退所することもあります。そのため、利用者が入所する前の自宅での利用者の生活リズムを把握して、なるべくそのリズムに合わせて生活を実施していくようにしています。

＊病院にいた頃の自分に伝えたいこと

　病院勤務時、意識はしていながらも"治療メイン"の場で実現できなかったことが、老健という"生活メイン"の場に来て、よくわかりました。当時の私に語りかけるようにして述べたいと思います。

　患者とのコミュニケーションはとても大切です。業務に追われて、コミュニケーションがおろそかになってしまうと、患者から知らせてくれるシグナルやサインを見落としてしまいます。患者のそばにいき、積極的に話しかけてコミュニケーションをはかっていってください。

　「相手を知ること＝理解すること」も大切です。患者の生活リズムを把握して、どのように生活を送っていくことで「生活」と「治療」の両立をはかることができるかを模索していき、患者と家族の間に立って、双方が納得できる具体的な日常生活指導を実施してください。

　患者が見せるさまざまな表情や行動についてもよく観察し、「些細な変化にも気づける看護師」をめざしてください。入院中、患者は不安を持ちながら生活している部分が多いため、少しでも安心して入院生活を継続できるように関わりましょう。

キーフレーズ

リハビリ以外にも歩行練習を実施

　リハビリテーションは専門職である理学療法士が器具を使って行うことばかりではありません。このような生活の場でのちょっとした工夫でも、立派なリハビリテーションになります。

　同時に、ADL を維持・拡大できるように、リハビリ以外にも歩行練習を実施しています。具体的には、「トイレから食堂に戻るときに、遠回りしながら戻る」ようなちょっとしたことですが、日々の生活の中で活動量を増やすことも行っています。

在宅への退所は自宅訪問がポイント

　入所時に自宅退所の方向性が決まっている場合は、入所する前、または後に当施設のケアマネジャーやリハビリ職が自宅を訪問します。多職種連携のもと構造上や活動範囲について把握し、施設での生活を送る中で、自宅に帰って困らないように本人が持てる能力を維持して自宅での生活をイメージしながら支援を実施しています。

　また、排泄動作の自立に向けて、少しでも自分で排泄できるようなケアも実施しています。利用者の排泄タイミングを把握し、定期的なトイレ誘導を行います。どの部分ができないか把握し、必要最低限の介助で排泄動作ができるように支援していきます。

　スタッフ同士が共有して関わっているポイントについては、家族に細かく説明し、利用者が在宅に戻って生活するときに困らないように退所時に説明を実施しています。一方、家族に自宅での生活のイメー

ジについて確認していき、退所前に再度、自宅訪問を実施し、最終調
整をしています。

☐ 退所後のフォローはショートステイで

長い期間、施設での生活を送った利用者が自宅へ退所する場合は、
家族に施設での生活の流れや介助方法について説明します。介助方法
については、実際にレクチャーも行います。認知症状に対しては、対
応時に家族が混乱しないように支援しています。また、退所後、家族
が助言を求めるときには、ショートステイ利用時の機会を活用して助
言を行っています。

＊

今までの生活を継続して施設で生活ができるように、今後も利用者
を支援していきたいと考えています。そのとき、施設で生活する中で、
利用者もスタッフも笑顔を絶やさず、楽しい思いの中で日常生活を送
れるような関わりができるように心がけています。

認知症の人の"今までの生活"を
どの"場"でも継続させることが重要

介護老人保健施設 葵の園・長岡
認知症看護認定看護師　**小林 晃子**

「生活の継続」をめざす認知症看護　実践のポイント

① "その人"の理解につながる情報は些細なものでもしっかり記録する
② 病室はその人の "生活空間"。「お邪魔している」という姿勢が大切
③ 「治らない疾患だけど、うまくつきあっていこう」を共通認識に

　私が介護老人保健施設（以下：老健）における認知症看護を実践する中で「心がけていること」は多くありますが、特に上記の3点を挙げたいと思います。

認知症疾患治療病棟での経験を経て
認知症看護認定看護師として老健の場へ

　看護師としての経験年数は、早いもので14年目になります。そのうち10年以上を、私は精神科病院の認知症疾患治療病棟で勤務してきました。新人だった頃は、毎日の業務を覚えるのがやっとで、手際も悪く、根拠やアセスメントに基づいた看護どころではなかったように思います。患者を怒らせてしまったこと、転倒の危険予知が甘かったこと……、思い出すと苦い経験や後悔がたくさんあります。先輩の

■ ［施設の概要］介護老人保健施設 葵の園・長岡 ■

【スタッフ数】 医師1人、看護師14人、介護職38人、PT3人、OT1人、ST1人、管理栄養士1人、支援相談員3人、介護支援専門員2人ほか	【設置主体】 医療法人 晴生会 【開設日】 2018年5月 【所在地等】
【入所定員】 入所100人（短期入所含／従来型60人、ユニット型40人）、通所30人／日	〒940-0876 新潟県長岡市新保町882-1 TEL：0258-24-1100
【平均年齢】 83.9歳　【平均要介護度】3.5（2019年11月）	http://www.aoikai.jp/nagaoka/

真似をするところから始まった認知症看護でした。

■ 「チームで継続する認知症ケア」の大切さに気づく

　そんな私でも、その病棟に長く勤めていると、自宅や施設での介護が困難になったケース、一般病院での治療は終わったけれど自宅での介護は難しくなったケースと出会うことが多くありました。たくさんの患者と出会って気づくこと、考えが広がることが増えました。

　その病棟には、対応困難な患者が入院することが多かったので、入院中は症状に対して薬物調整がされることもありました。薬物調整をすると短期間で生活がしやすくなることがありますが、それだけではうまくいかないことのほうが多く、「認知症ケアはチームで継続していくことが重要だ」と感じるようになりました。つまり、1人の患者を中心として、医師をはじめ看護師、介護福祉士、精神保健福祉士や社会福祉士、リハビリスタッフ、家族が互いに協働してこそ、早く元の生活に戻れたり、その人らしい過ごし方を見つけて安定でき、退院先につなげていけたりすると感じたのです。

　当時勤務していた職場は、入院時から退院支援をしていくように取り組んでいました。入院中は多職種での連携に力を入れていて、家族との関わりや退院後を見据えた取り組みをしていたことを、私は「簡単ではないが、やりがいのある取り組みだった」と感じています。実際、入院中の日常生活での自立支援やリハビリテーションの効果で症状が緩和されたり、短期間で元の生活場所へ退院できたりすることもありました。

■ 自らの認知症看護の質向上に取り組み、老健に入職

　一方、数年が過ぎ、後輩ができると、その場しのぎでしている自分の看護が恥ずかしくなり、「きちんと学びたい」と漠然と考えるようになりました。まずは、「認知症ケア専門士」の取得をめざし、2010年に取得しました。

　その後も、経験を重ねるうちに、「もっと適切なケアがあるのではないか」「もっとケアの質を高めることができるのではないか」「毎日、やっている看護でいいのだろうか」と感じることが増えてきました。さらに「私も含めてチームのケアの質を高めるためには、エビデンスや知識、技術を学んで、スタッフと取り組む必要があるのではないか」と考えるようになりました。

　2016年に、私は認知症看護認定看護師（以下：DCN）の教育課程を受講し、DCNの資格をとりました。DCNになってからは、「多職

キーフレーズ

認知症ケアはチームで継続していくことが重要

　認知症のケアは、その人の生活全体を考えたものでなくてはならないので、看護師だけで対処できるものではありません。むしろ看護師はチームケアのコーディネート役を担うことが期待されます。

種がすぐに連携できる環境で、私は何ができるのか」と模索するようになりました。そして、入院してくる患者の経緯を知ると、「精神科病院の病棟よりも、自宅や高齢者ケア施設という"生活の場"で認知症の人や家族と、もっと自然な形で関わりたい」と思うようになっていきました。

そのような中、ご縁があり、2018年に新設された介護老人保健施設「葵の園・長岡」（以下：当施設）に移りました。

開設して日が浅い老健だからこそ 地域に密着したケアを展開していく

☐ 経験のある多職種が連携することの難しさと可能性

2019年現在、当施設は開設して2年目で、あらゆる点において初めての状態からスタートして、ようやく1年が過ぎた状態です。開設時のスタッフは全職種ともに経験者でしたが、それぞれの経験年数や経験値はさまざまで、お互いに同僚がどのような経験があって、何を得意としているのか、何を不得意としているのかがわからない状態だったので、逆に連携の困難さが感じられたこともありました。連携については、今も日々、試行錯誤しながら改善を重ねている状況にあります。

連携に課題が多いため、ケアの質も十分なものとは言えませんが、多くのスタッフが一緒に入職したことは、苦楽を共にした同士として、対等に意見交換ができる強みでもあります。さまざまな施設・病院における、それぞれの経験をもとに柔軟に意見交換ができると、今後の施設やケアの可能性が無限に広がるのではないかと感じています。

☐ 地域に密着した"老健"としての取り組み

当施設のすぐ隣には関連法人の特別養護老人ホーム（特養）があります。老健の入所・ショートステイ・通所と、特養の入所・ショートステイ・通所のそれぞれの特徴を生かしながら、地域に密着して"老健"としての役割を果たしていきたいというのが、当施設の今後の方向性です。具体的には、リハビリテーションに力を入れ、利用者が在宅生活に戻れる、またはその人の適した生活場所へ移り住めるように、多職種と協働しています。また、入所前・入所直後・入所後は定期的に家族を交えてのカンファレンスが行われています。利用者と家族の今後に寄り添って、老健の役割を果たしていこうとしています。

キーフレーズ

それぞれの経験をもとに柔軟に意見交換ができる

チームケアにおいて大切なのは、それぞれの専門職がお互いの立場を考えながらも、自分の専門性に基づいた意見を柔軟に述べ合うことだと考えます。

老健に来てあらためて気づいた3つのこと

「医療の場」である精神科病院の認知症疾患治療病棟から「生活の場」である老健に来て、私は3つのことにあらためて気づきました。

□ 「"会話が流暢な利用者"はなんの問題もない」という判断

1つめは、「会話が流暢だとしっかりした人」と思われるということです。精神科病院勤務時代は、病棟で医師や看護師だけでなく、介護福祉士・看護助手・クラーク・作業療法士・精神保健福祉士と協働することが日常的でした。そのため、老健でも多職種と一緒に働くことを特別なものとは感じられませんでした。しかし、認知症疾患治療病棟にいたスタッフと老健で出会うスタッフでは、「認知症に対する知識や経験」に違いがあることに、初めて気づかされました。

認知症の診断があり、日常生活で不自由になっていることがたくさんある利用者でも、聴力が保たれ、こちらから話しかけると「大丈夫、（体調は）なんともないよ」とか、「お通じ？ 今日は、便秘してないから大丈夫。ありがとうね」などと返答があると、「私は○○さんが排便したかどうかはわからないけれど、しっかりしているから大丈夫」というアセスメントになってしまうのです。逆に、聴力が低下して聞こえづらく、会話量が少ない利用者に対しては、その人の体調がよく、排便があっても「□□さんは便秘かもしれないから、注意して見守らないとダメ」という判断になってしまいます。

そのような場面に出会ったときに、私は看護師として、さらにはDCNとして、「どのように発信すればいいのだろう……」と悩んでいました。そのような環境の中で、当施設での勤務が始まったのを覚えています。

□ ケガをしてほしくない一心で抑止してしまうケア

2つめは、椅子や車いすから立ち上がろうとする利用者に「どこに行くのですか？」とか、「座っていましょう」という声かけが多かったことです。これは、私自身、精神科病院勤務時代に行っていた失敗の1つでもあります。頭ではわかっているけれど、「転んでケガをしてほしくないから」という一心で「座っていましょう」という言葉が出てしまうのです。

しかし、少し冷静に考えてみたり、その場面が過ぎたり、こちらにも余裕があるときには、「骨折をしているわけではないし、立ち上がれないわけではないから、ちょっと立ち上がって座り直したっていい

キーフレーズ

会話が流暢だとしっかりした人

認知症の人でも聴覚の機能が保持されている人では、問いかけに対して普通に返事をすることができます。認知症の疑いのある人には、やはり、その人の全体を観察して対処する必要があります。

キーフレーズ

施設全体で自然に柔軟な
対応ができるように

　病院でも高齢者ケア施
設でも、認知症の人にとっ
ては"自宅ではない"とこ
ろであることに変わりは
ありません。ケアをする
人それぞれが、認知症の
人のことを思うのはもち
ろん、施設全体の取り組
みに発展するような働き
かけが必要です。

じゃないか」とか「歩行ができるなら、利用者の気持ちに寄り添って、歩行を介助してもいいじゃないか」と気づけるのです。

　老健に来て、その場面に遭遇した私は、「**施設全体で自然に柔軟な対応ができるようになっていきたい**」と思いました。そのために必要なのは、感覚的にアセスメントして対応する力です。今、その力を高め合うための意識づくりを、そして余裕をもってケアができる環境づくりを限られたマンパワーの中で工夫していきたいと思っています。

□ スタッフの立場で決められる「食べられない」の見立て

　3つめは、食事場面での「食べられない」の見立ての難しさです。一例としてAさんの事例を挙げます。

［事例：Aさん／50歳代男性／脳血管性認知症］

　介護職から毎日のように「Aさん、食事の自力摂取が進まなかったから、介助して全量摂取しました」という情報が上がってきた。あるときは「Aさんは自分でも食べるのだけど、時間がかかるから介助しました」とか「Aさんの朝食は時間がかかって見守りが大変だから、介助しやすい席に変えてはどうか」という意見が出た。

　私は、ここで考えることは「Aさんは、なぜ自分で食べられないのか」「どうしたら自分で食べられるのか」「何をしても自分で食べることは難しいのか」「この年齢、この疾患のAさんにとっての食事とは」という食事のケアをはじめ、「Aさんのめざす方向性はどこなのか」「今後は在宅生活に戻るのか、特養の入所なのか」など、Aさんの生活全体を見据えた方向性のはずと思いました。

　そこで繰り返し、さまざまな場面でカンファレンスを行い、スタッフの意識変革を進めていきました。Aさん自身の状態が日々のリハビリテーションで変化していったこともあり、現在では平均的な時間で一部介助を要しながら、自力摂取が可能になっています。

認知症の人のケアのポイントとなる「記録」の重要性

□ 認知症の人の"些細な情報"を捉え、きちんと「記録」する

　私はDCNになってから、老健に移りました。それまで老健での勤務経験はなかったので、まずは、「老健で働く看護師は病院で働く看

護師とどう違うのだろうか」と考えました。そして、感じた大きな違いは「働く場所」でした。老健は病院のような"治療"の場ではなく、"生活"の場なのです。

　老健は、在宅復帰・在宅生活を支援する施設であり、住み慣れた家庭や地域での生活をめざして、日常生活機能や身体機能の回復・維持を目標としてリハビリテーションが行われます。認知症の人は完全にもとどおりの機能には戻れませんが、今、持っている力を最大限に発揮したり、維持したりして、不自由さをできるだけ少なくすることはできるのではないかと思います。

　そのために、入所中の利用者の言動から見えてきた「その人らしさ」「得意なこと」「うれしいこと」「不安定になるきっかけ」など関わりの中から得られる些細な情報をきちんと捉えたいと思っています。

　そして、その情報をきちんと「記録」に残すことも重要だと思っています。老健では少ないスタッフが交代勤務をしていて、利用者の個別性に合ったケアを実際に見て共有することは難しいと感じています。そのため、些細な関わりでも「利用者の理解につながる」と感じたことは、どのような言動があったのか、それに対してどう対応したのか、そして、その結果、どんな反応があったのかなどを記録に残すように心がけています。

キーフレーズ

関わりの中から得られる些細な情報をきちんと捉えたい

　認知症の人と接している時間は、ほんの少しの表情の違いからでも、その人の思いを理解できるきっかけになることがあります。些細な情報とはそのようなときにつかめることが多いと思います。

［事例：Bさん／90歳代女性／アルツハイマー型認知症］

　Bさんは夜間に起きてきては「どうして私はここにいるの？　明日帰るんでしょう？　何時に帰るの？　娘が迎えにくるの？　娘はここにいることを知っているの？」と、繰り返し話す。

　そこで、何かBさんの思いに寄り添えるポイントはないかと考え、「明日、帰るなら、今はよく休んでおかないと、寝過ごしてしまうかもしれませんよ。娘さんには連絡してあるから、迎えに来るのを待ちましょう。迎えに来る時間は、お仕事の都合もあるからわからないけれど、朝ごはんを食べてからになると思いますよ」と、自然な会話を心がけた。すると、夜間で静まり返っている空間にBさんは気がつき、「あ、みんな起きてないけど、他のお客は寝てるのね」と言い、自ら「寝るわね」と居室に戻っていった。

　Bさんのケースは認知症の利用者ではよくあることだと思います。このとき、Bさんに「明日は帰る日じゃないですよ。ここは施設で、Bさんはここにいるようにって、娘さんに言われたでしょ。それで、ずっと泊まっているんです。娘さんはここにいるのを知っているに決

まっているでしょう。大丈夫だから寝ましょう」などと言ってしまうと、納得どころか、徐々に不機嫌になってしまいます。

このときとった私の対応で、Bさんは「ここは宿泊している旅館で、他の部屋には同じようにお客さんがいるから、自分も静かに寝なくては迷惑になってしまう」というような気持ちになって居室に戻られたのではないでしょうか。

私はこのときのやりとりを会話の内容とともに記録に残しました。この記録を読んで、同じようなケースに遭遇したときに、スタッフの誰かが真似てくれたら、少しだけ同じ体験が共有できて、理解が広がるのではないかと思っています。

キーフレーズ

やりとりを会話の内容とともに記録

些細な情報をつかんでも、それを「記録」しておかないと情報はつながりません。ほんの一言、一行でも残しておくことが、認知症ケアの質を向上させる一歩になります。

□ 相手が理解できるように説明する難しさ

認知症看護に携わり始めた頃、私は精神科の病院勤務だったので、経験豊富な先輩が一緒にいてくれて、どうしていいかわからない私の目の前で、ケアの一例を示してくれました。そして、次に同様な場面に遭遇したとき、記憶に残っていた先輩のケアを真似てみることができました。看護師の少ない老健では形は違いますが、そのときと同じようにケアが広がってくれればと思っています。

もちろん、私が実際に対応できる場面では、一緒にいるスタッフに「こう対応したほうがよいかもしれない」と説明することができます。しかし、実際の場面で説明するときも、記録で伝えるときも、思っていることがうまく伝わらないことは、多々あります。わかりやすく伝える、相手が理解できるように説明するというのは、簡単なようで奥深く、今も課題だと感じています。

「生活」の場において看護する上で重要になってくる視点

□ 認知症の人のいる場所は生活の場所であって治療の場ではない

以前勤務していた認知症疾患治療病棟は、認知症の治療のために入院をしている患者を看る専門の病棟です。そこでは、どんな歩行状態の人も車いすに乗っている人も身体拘束をしないで治療をしていました。ときに身体疾患の治療が必要となり、一時的に点滴治療をすることもありましたが、身体拘束はしませんでした。そのため付き添って点滴をする、点滴ルートが気にならないように工夫するのは当たり前のことで、患者ごとの言動をアセスメントして、できる工夫を探して

対応していました。

　そのような習慣があったので、身体拘束をしない高齢者ケア施設の対応も自然なことでした。逆に言うと、私は一般病院の身体疾患の急性期治療での経験はないので、本当に厳しい「治療」の場である病院のことはよくわかりません。しかし、「生活」の場である施設では、勤務するスタッフが医療者であっても空間は「治療」をする場所ではないということを忘れないようにしたいと常々感じています。

　居室は病室ではなく、利用者の住んでいる場所であり、フロアは生活空間そのものです。そこに「お邪魔している」という姿勢が大切です。病院のように「せわしなく時間が流れない」ように、「機械的な対応になってしまわない」ように、それぞれの利用者に合った柔軟な関わり方をしたいと思っています。

□ 認知症の人の些細な変化を見逃さない

　また、1つひとつの介助を"業務"と捉えてしまうと、それを片づけることに集中してしまい、余裕がなくなってバタバタしてしまうこともありますが、それは「こちらの都合で時間を使ってしまう」ことです。そのような雰囲気を利用者に伝えてしまわないように、利用者の立場に立って考える必要があります。

　認知症ケアの視点では、私たち職員も環境の一部なので、何か影響を与えていないか、自問自答するようにしています。老健には身体疾患が安定して入所生活をしている利用者が多いですが、いつ悪化や急変があるかわからないので、普段の様子をしっかりと知り、些細な変化を見逃さないようにしています。これは、病院の中で勤務していたとき以上に、「生活」の場であるからこそ看護師として果たす役割だと感じています。

「認知症の人の入院」という 環境変化において注意したいこと

□ 身体拘束をしないケアが状態をよくしていた

　現在では一般病院にDCNの数も増え、認知症ケアも工夫がされていると聞きます。しかし、私が精神科病院にいた10年以上前には、自宅で生活していた人が骨折をしたり、病気になったりして、入院治療をしているうちに認知症の症状が悪化し、自宅に退院するのが難しくなって転院してきた患者の情報の中に、自己抜去する恐れがあった

からミトンをしていたとか、転倒・転落のリスクが高かったから体幹抑制をしていたというものが多数ありました。

　ただ、そのような患者も、自然な形でベッドに寝てもらうと特別に危険な行動はみられませんでした。もちろん、骨折や病気がよくなったために、苦痛が減って落ち着いたということもありますが、治療のためにやむを得ず行った身体拘束は影響が大きいと感じることが多かったように思います。

　一般病院で長期臥床していた後だと、当初は不安定な歩行状態でしたが、やがて患者は「動ける、歩ける」と思って起き上がって歩き出します。不安定ながら繰り返し動くことで、次第に筋力がついて歩行が安定することもありました。身体拘束をしていないので、不安定な歩行状態で突然、歩き出して転倒することもあったので、できるだけ外傷につながらないように工夫をし、家族に状態を説明して理解を得るよう努めていました。不安定な時期を過ぎると見違えるほど安定したADLになることも珍しくはありませんでした。

■ 急な入院で認知症を悪化させないために

　老健では、入所中の利用者が転倒・骨折をして治療のために入院し、数週間後に戻ってきたときに表情が乏しくなっているケースもありました。利用者のCさんもそのようなケースでした。

［事例：Cさん／80歳代女性／アルツハイマー型認知症、骨折］

　Cさんは老健に入所中は独歩で生活をし、なじみの利用者と夜遅くまで話し込む元気な姿も見られたが、転倒して骨折したために入院をすることになった。骨折の際に転倒したのはつまずきによるものなのか、脳梗塞などの疾患によるものなのか、当初は不明だったが、入院中の検査結果では脳梗塞の可能性は否定されて老健に戻ってきた。

　Cさんは短期間の入院だったが、表情が乏しくなってしまっていた。個室での入院で、ベッド上で過ごす時間が多かったようで、会話量も減り、刺激が少なくなったことが要因として疑われた。

　認知症は環境が変化して、刺激が少なくなると症状が進むことがあります。高齢者や認知症の状態の変化は、1つの原因でそうなっているかどうかはわからないことも多く、さまざまな要因が影響していると考えられます。悪化を防ぐためには、急に入院生活になったときも、できるだけ施設での普段の生活が継続されるような工夫があればよかったのではないかと感じたケースです。

＊病院にいた頃の自分に伝えたいこと

　病院にいた頃の私は、「認知症ケアに携わった経験も多いし、認知症看護認定看護師としての視点も持つようになったのに、ルーチン業務に追われてしまう……」と感じていて、「○○だからできない」、「○○だから、できなくてもしかたない」と思うことが多くありました。しかし、今、老健で「認知症の人と関わることで気づくこと、見えるものがたくさんあること」にあらためて気づきました。そして「病院だからこそ、認知症の人に深く関わってアセスメントすることが重要」と伝えたいと思います。

　認知症の人に対してアセスメントに基づいた看護実践を行い、退院後の生活が継続できるように、病院にいるうちから認知症の人や家族を支えてほしい。そのためには、きちんと関われるように業務改善やチームづくりをする必要があることも伝えたいです。

施設から在宅に戻るケースでは家族への細かい情報伝達が重要になる

☐ 老健退所時に家族に伝えたいこと

　老健は中間施設ですから、施設から在宅に戻るケースもあります。このとき、入所のときと退所のときのADLには、比較的、「変化がない」か「改善している」ことが多いと思います。見た目では変わりないから「以前と変わらない生活に、明日からすぐに戻れる」と考える家族は多く、車いす生活だった人がリハビリテーションを受けて、歩行器や杖で歩行できるように改善している場合では「よくなった」とプラスに捉える家族もいます。しかし、状態が変わった人は、今までは少なかった転倒リスクが増えたり、以前とは別の注意点が増えたりすることも考えなければいけません。

☐ 利用者の情報をつなぐことで「生活の継続」を実現する

　認知症の人は環境の変化に影響されやすいので、自宅に戻るケースでも思わぬ変化が現れるかもしれません。介護サービスを利用しながらの生活になる場合は、介護サービスの事業所へ入所中の情報提供をしますが、在宅での生活を予測した、できるだけ細かい情報を家族にも提供することで利用者の「生活の継続」が可能になると考えられます。そのためにも、入所中に家族が面会に訪れた機会は大切です。家

キーフレーズ

在宅での生活を予測した、できるだけ細かい情報を家族にも提供する

　認知症の人の生活を継続させるためには、病院・施設など、在宅とは別の環境でしばらく過ごした"その人"の様子を伝えることがカギになります。それはどんな小さな情報でも無駄になることはありません。

族の反応を見ながら、利用者の状況を伝えることができるし、その際に家族が心配していることがある場合は、具体的にその対処法を教えることができます。

　また、老健への入所時から、いずれ在宅復帰することが決まっている場合は、利用者が自宅にいた頃の習慣やできていたことを続ける、「生活を継続するケア」が重要であると考えます。入所したからやり方を変えるとか、自宅に戻ってから、以前のやり方に戻せばいいという考え方にならないように注意が必要です。

＊

　私は今後、DCN として、認知症の人の立場を大切にした関わりをしていきたいと考えています。認知症の人はそれぞれ、これまでの経過も今の症状も困りごとも違うのに「認知症だから」と一括りにされがちです。DCN である私自身、"その人"を理解した気になって捉えてしまうこともあります。しばらく関わっていると新たに気づく持てる力があることに気づいたり、逆に捉え違いをしていたことがわかって反省したりすることもあります。

　DCN として、冷静に、丁寧に、認知症の人や家族と関わり、「治らない疾患だけど、この先、うまく付き合っていこう」と思ってもらえるような関係が築いていけたらと思っています。

認知症の人を「理解しよう」とすることから本当の“看護”が始まる

介護老人保健施設 甲府相川ケアセンター
認知症看護認定看護師　**坂本 祐子**

「生活の継続」をめざす認知症看護　実践のポイント

① 認知症の人の“これまでの生き方”を知ることがケアの大前提

② 退院・退所に向けて「これなら在宅で大丈夫」というポイントを整理

③ 「理屈ではかたづけられないこともある」と意識することも大切

　私が介護老人保健施設（以下：老健）における認知症看護を実践する中で「心がけていること」は多くありますが、特に上記の3点を挙げたいと思います。

「看護師として大切なもの」をあらためて見つけるために老健の看護師に

“病院とは違った場”で看護をしたい！

　私は看護学校を卒業後、一般病院に入職し、4年後に一度、高齢者ケア施設に移り、6年間勤務しました。

　その後、私は療養病床を中心とした病院に戻ったのですが、そこでは“業務”中心で1日をバタバタと過ごす日々がずっと続きました。

■ ［施設の概要］介護老人保健施設 甲府相川ケアセンター ■

［スタッフ数］	医師1人、看護師12人、介護職48人、PT2人、OT2人、管理栄養士2人、支援相談員2人、介護支援専門員1人ほか
［入所定員］	一般棟66人、認知症棟30人（短期入所含）、通所リハビリテーション約30人／日
［平均年齢］	87歳　［平均要介護度］3（2019年11月）

［設置主体］	社会福祉法人 山梨樫の会
［開設日］	1999年9月
［所在地等］	
	〒400-0003 山梨県甲府市塚原町359
	TEL：055-252-1600
	http://www.kashinokai.or.jp/aikawacare/

そして、「看護師として何ができているのか、大切なことを忘れてしまっているのではないか」と不安に感じるようになりました。患者に対して、病気のことばかりが主になってしまい、1人ひとりの"その人"と向き合うことができませんでした。「患者さんは何を思って病気と闘っているのだろう」という、看護師として持っていたい大切な気持ちにすら気づけなかったと思います。

しかし、やがて「看護師は医者ではない。病気にばかり目を向けるのではなく、"看護師"として培ってきた知識や技術を生かすために"病院とは違った場"で考え、努力をしてみたい」と思うようになりました。そして、2013年に現職場である「介護老人保健施設甲府相川ケアセンター」（以下：当施設）に入職しました。

■ 「認知症の人をもっと理解する」ために認定看護師をめざす

私が認知症看護認定看護師をめざした直接の理由は、「認知症は高齢化社会の大きな課題である。山梨県内の介護老人保健施設における認知症看護認定看護師第1号になって、当センターや県内施設に医学的根拠に基づいた認知症ケアの充実や認知症をしっかりと理解できる看護・介護スタッフの育成・教育を確立してもらいたい」という上司からの勧めでした。

上司の勧めはきっかけになりましたが、私自身も、以前より認知症の人の理解が不十分であったことから、認知症の人とのコミュニケーションや認知症の人を理解できていないことにストレスを感じていました。自分自身が行っている認知症の人への看護に裏づけがほしいと思うとともに、「認知症ケアの何が自分にはストレスになっているのか」「なぜ認知症の人を理解できないのか」を知りたくなったことも受講を決意した理由です。

2015年に認知症認定看護師（以下：DCN）の資格を取得し、2019年11月現在、DCNとして5年、高齢者ケア施設での経験年数が通算12年、そして看護師としての経験が23年になります。

老健を中心に地域に密着したケアを展開

当施設は、山梨県甲府市の北部の高台に位置する老健で、甲府市内を一望できる眺めのよさが自慢です。通所リハビリ・居宅介護支援事業所のほか、甲府市の委託事業として甲府市北東地域包括支援センターが併設されています。

老健は全職員86人で、看護課の12人（看護師6人、准看護師6

人）とパート職員3人は全員病院勤務の経験があります。看護師の平均年齢は50歳代後半ですが、介護職員は男性が多く、年齢・学歴・職歴は実にさまざまで、2019年11月現在、台湾とフィリピン出身の職員とミャンマーからの技能実習生が所属し、国際色豊かです。

系列施設として、甲府市内に地域密着型特別養護老人ホーム「和楽」と、お隣の甲斐市にユニット型特別養護老人ホーム「ゆめみどり」があります。当施設から、これらの系列施設に移られる利用者は年間2～3人ほどです。

老健で気づいた3つのこと

「医療の場」である病院から「生活の場」である老健に来て、私は3つのことに気づくことができました。

☐ 利用者を"生活者"と捉える視点

病院では「患者が病気を治しに来ている」「治療が優先だ」ということが頭にあったためか、私は知らず知らずのうちに「患者が健康であったときの"その人"」を見ようとしていませんでした。ただ、目の前にいる"患者"という存在でのみ"その人"を判断し、解釈していたことに、老健で勤務するようになって気づきました。

老健では、利用者の"できること"に目を向けていました。私が「この方は尿意があるの？　こんな状態でもトイレでできるの？　立てるの？」と決めつけていた利用者に対して、老健のスタッフたちは「トイレで排泄することの大切さ」を理解しており、"その人"がどのようにすればトイレに座ることができて、排泄することができるのかを、多職種で評価して、実際に取り組んでいました。

「やっぱりトイレに座ると、おしっこ、出るんだよね～。パッドに排泄してしまうこともあるし、お世話自体はオムツ交換のほうが楽かもしれないけれど、やっぱりトイレで出るんだからトイレでしてもらいたいよね」

というスタッフの言葉に、私はハッとしました。トイレで排泄することの大切さを忘れていました。基本に立ち戻るきっかけがもらえた場面でした。

利用者は老健という"施設"で生活されている。ここが"家庭"という枠組みで利用者が生活していると思えるように、「安心して生活できる」「ここにいてもいいんだ」「自分らしくいることができる」と感じていただけることが大切なんだ、と私は気づきました。

キーフレーズ

やっぱりトイレで出るんだからトイレでしてもらいたいよね

生活に密着した介護職の発したこの言葉の意味を看護師はよく考える必要があると思います。「生活の場における看護」では必要とされる視点だと思います。

そして、そのためには、まず生理的欲求を満たしていくことの重要さを再認識できたのです。1つひとつのケアが環境づくりの第一歩となり、自宅ではない場所での"生活の継続"に重要であることを学びました。

☑ "多職種連携"の重要性

2つめは、多職種連携の重要性です。病院にいるときは、あまり多職種連携を意識してきませんでした。また、病院では看護師が患者に一番近い存在でしたが、施設では看護師の人数が少ないため、各フロアを横断しなくてはならないことから情報量に乏しく、利用者の日常を理解することができません。認知症ケアにおいては、「これまで生きてこられた"その人"を理解することがケアの大前提」となるため、他職種との情報交換が不可欠となってきます。

そして、情報交換の前に、他職種を意識し、自分自身が看護師として何をすべきかを常に考えていくことが必要となります。施設では他職種から看護師に求められる期待度も高いと感じます。各専門職の特徴を知り得ている看護師だからこそ、利用者をより理解するためには多職種連携をすることが大切であることを再認識することができました。他職種とのコミュニケーションに困難さを感じることも多くありますが、各々の専門的知識が共有され、統合されたときは「施設ケアの醍醐味」を感じます。

☑ ゆったりと時間の流れる"生活"の場

病院にいたとき、施設のイメージは決してよいものではありませんでした。これは偏見になるかもしれませんが、施設には行き場のない認知症の人が暮らしていたり、身体的な介助を要する利用者が多く入所していたりすることから、暗い悲しいイメージを持っていたのです。

ところが、実際に老健で働いてみると、実にゆったりとした時間が流れているように見えました。しかも、雰囲気は病院より明るく、職員も活気があると思いました。実際に勤務を続けていると、時間に追われ、バタバタしている感じになりますが、それはケアをする職員のほうで、利用者は病院よりもはるかに自然な時間を過ごしているように思います。

老年期の発達課題に対処したAさんのケース

自分自身が認知症ケアにおいて迷いや、不安を抱えているときは、

「認知症という病は抱えていても、認知症になってしまっただけでその人の本質は変わらない」という基本に立ち返るようにしています。「今、何を思い、どのように生活していくことを望まれているのだろう」という視点を、関わりをもつ際は常々考えるようにしています。

　子どもの頃から持ち続けてきた望みが"発達課題"として残っていた利用者に寄り添うことができたと思える事例を紹介します。

［事例：Ａさん／80歳代女性／アルツハイマー型認知症］

　Ａさんは、毎日毎日、私の顔を見ると抱きついてくる利用者で、抱きつくたびに「お母ちゃんに甘えているみたいでうれしい」と話す。職員の中には「気持ちが悪い」「いい歳をして」「子どもに戻っちゃったんだね」などささやく声も聞かれたが、抱きつかれる当事者である私は、その行為に何か意味があるのではと思った。

　Ａさんによくよく話を聴くと、「私は長女だったからお母ちゃんに甘えたくても甘えられなかった。だから今、こうしているとお母ちゃんに甘えているようでうれしい」と言う。

　「認知症だから子ども返りした」と捉えてしまうのは簡単だが、「抱きつく」という行為が、Ａさんにとって「幼少期になし得なかった課題」であり、それは人生でやり残したことでもあると思われた。老年期となったＡさんに残された発達課題を"抱きつく"という行為で解決していこうとしているのではないかと思えた。

　老年期に残された発達課題は「絶望 VS 自己統合」という考え方で捉えられると思います。そして、ケアによって、その課題が"絶望感"につながるか、逆に"自己統合"につながるかが決まります。このような思いは日常のケアでは気づくことが難しいのですが、やはり利用者の言動の意味を考え、本人に確認していくことで、「発達課題に向けた生き方」のお手伝いをすることは可能だと考えています。

　実際、Ａさんのケースでも、ずっと抱えていた「甘えられなかった」という発達課題が"絶望"という人生の意味を見失うことになりかねない場面もありました。そうならないように関わることが重要で、私はＡさんにとって「人生これでよかったんだ、何とか自分らしく生きてこられた」と思えるための手段として『抱きつく』という行為がとても意味のあるものなのだと意識しました。

　今、Ａさんに抱きつかれるときは、私自身も世代を超え、愛おしく感じられる瞬間でもあり、私にとってもＡさんは大切な存在です。こういう感情が生まれることが「ケアリングということなのかな」と、

キーフレーズ

「発達課題に向けた生き方」のお手伝い

　この事例にもあるように、認知症の人では、ずっと抱え込んでいた「発達課題」が認知症による症状と思われてしまうことがあります。なぜ、"その人"がそのような行動をとるのか先入観を持たずに接することが解決の一歩となります。

あらためて実感した場面でした。

　今、この経験を生かして、利用者の言動の意味を理解することについて、意識的に多職種とコミュニケーションをはかり、多職種と連携しながら、自分自身がロールモデルとなれるよう努力しています。

「生活の場」の看護師として心がけておきたいこと

☐ 利用者を"全人的"に捉える

　利用者を身体面のみではなく、精神面や社会的側面も理解し、"その人"が何を大切にしながら生活をしているのかを理解するようにしています。老健では何らかの疾患を抱えている利用者が少なくありませんが、日々の生活の中での言動の意味を考えながら、まずは利用者を"全人的"に捉えるようにします。

　その上で、利用者が病気を患う前の状態を理解し、「病気でなかったら、どのように生活していたのか、生活をしていきたかったのか」をイメージしながら、生活を支援しています。

☐ 生活の場での"医学的管理"（その人にとっての治療）

　病院には常に医師がいて医学的判断を仰ぐことができます。施設、例えば老健には医師がいますが、ときには医学的な判断を看護師が担う部分もあり、医学的な視点も持ち合わせていないと利用者の命に関わってきます。常に最善の方法が選択できるように、毎日の積み重ねが重要ではないかと思います

　また、"小さな変化"に気づくことのできるアンテナ（表情・気分の変動・気候・湿度・風など）を常に持ち、利用者の体調の変化に早期に対応できるようにすることが大切です。重症化することを防ぎ、生活を継続させていくためには必要なことと思います。

☐ 多職種と連携・協働する

　特に施設において、「看護」は多職種の潤滑油になり、それぞれの職種を統合することができる専門職だと思っています。他職種からの情報をアセスメントし、全人的に捉えて、それをケアにつなぐ知識や技術を常に更新していく必要性を痛感しています。

　"生活の場"での看護は、利用者にとって何が最善なのかを常に考え、そのために多職種との協働を意識し、日々、土台づくりをしていく地

キーフレーズ

"小さな変化"に気づくことのできるアンテナ

　病院と違って"生活の場"である施設では、ここでいうような"小さな変化"がたくさん現れる可能性があります。注意深く観察をすることで、そのような変化を見逃さないようにすることが重要になります。

道さが必要になってくるのだと感じています。

入院して変わってしまった利用者の ケースを通じて考えること

　入所中の利用者が入院し、数週間後に戻ってきたときに表情が乏しくなっているケースはよくあります。利用者のBさんもそのようなケースでした。

[事例：Bさん／70歳代女性／アルツハイマー型認知症]

　Bさんはとても社交的で穏やかな人で、やや高度の認知症があったが、施設では歩行器で歩行できていた。ある日、軽い脳梗塞による意識障害があり、救急搬送され、個室での対応となった。

　急性期の治療を終え、食事が開始になった頃、面会すると、Bさんは車いすでY字ベルトにて拘束されており、足元は履物を履いておらず、フットレストに裸足のまま。看護師が付き添っていながら、拘束帯が外されていないことや、真冬に裸足でいることの感覚は「もし自分の大切な人だったら」という感覚を持てないのかと感じられた。その後、何度か面会に行くと、その度に体幹拘束がされていた。全然、動かず、穏やかにしているBさんを拘束する意味が理解できなかった。

　Bさんは拘束が続いたことで、拘束されていないときでも、拘束帯を外そうとするような手の動きが癖になっていた。入院期間が長くなるにつれて、少しずつ動けなくなり、1人で起き上がることも困難となった。Bさんは施設入所中、腰の痛みがあったため、「腰の痛みで動けないのかもしれない」と考え、痛み止めの検討を依頼したが、数日後に看護師に聞くと、「Bさんは痛いとおっしゃらないので痛み止めは出していません」という報告だった。

　その後、Bさんは退院し、施設に再入所したが、下肢筋力の低下や腰痛の怖さで恐怖感があり、リハビリが進まず、歩行も困難となり、車いす生活となってしまった。拘束帯を外そうとするしぐさもしばらく残り、発語・表情の変化も少なく、入院前の社交的だったBさんはいなくなっていた。

▢ 評価表だけで"人"を判断する危険性

　Bさんの場合、入院時の疾患や認知症という疾患だけに目を向けてしまうと、評価表では高リスクの状態と判断されたのかもしれません。しかし、評価表ばかりを重要視してしまうと、身体的状況、精神的な

状況、社会的な情報が見えにくくなってしまいます。自分で何とかしようと体を動かそうとしても拘束をされ、体位変換も自由にできず、腰の痛みが増強しているのに痛み止めももらえなかったBさんがどのような思いでいたのかと考えると心が痛みます。

このようなことは病院で当たり前のように日々行われているのではないかと思います。退院直前まで拘束されていたBさんを思うと、自分自身が理解してもらえないことで、自己肯定感が失われてしまったのではないでしょうか。そして生活の質が低下してしまいました。

認知症の人の"痛み"を思って看護をしてほしい

痛みに関して、国際疼痛学会（IASP）では、「不快の感覚体験、情動体験（An unpleasant sensory and emotional experience）」と定義しています。つまり痛みは「痛み感覚」のみではなく、過去に経験した「痛みの記憶」や予測などに関連して痛みを捉える「認知の側面」、そして、それを不快に感じる「感情の側面」を含みます。痛みは何らかの疾患や異常により起こるだけでなく、その人の気持ちや経験により影響を受けるものであり、生物学的に疾患や異常だけで語られるものではありません。そのため、痛みの経験、つまり痛みの感じ方は、さまざまな要因によって影響を受け、多種多様であると言えます。同じ疾患でも、その人によって痛みの感じ方は異なるのです[1]。

環境の変化に敏感な認知症の人にとって、入院生活によるストレスは計り知れないものがあります。ただ、認知症だからではなく、入院による苦痛を事前に把握した上で、入院したときは、その苦痛にも配慮した個別性を含めた内容を加えてケアを実践していくことが重要です。身の置きどころがない痛み、表現できないもどかしさ、こんなはずじゃなかったという自分自身への落胆する気持ちを、すでに抱えながら患者は入院してきています。看護師として、そのことを忘れないでいただければと思います。

キーフレーズ

「これなら在宅でも介護できる」というポイントを入所時に確認

ここで重要なのは「入所時」ということです。老健は中間施設なので、在宅復帰をめざす利用者は多く、短期間の入所も考えられます。利用者が入所した時点から退所を見据えていれば、在宅で介護できるポイントが整理されてくるはずです。

在宅に戻るようなケースで"生活を継続する"上で重要なポイント

家族と密に連絡をとって在宅生活の不安を取り除く

在宅復帰をするに当たり、「家族の精神的・身体的負担が大きい」と在宅生活が困難となることが多いようです。そのため、家族が「できない」と判断してしまう前に、「これなら在宅でも介護できる」と

いうポイントを入所時に確認していくことがまず大切だと思います。

特に当施設は老健であることから、ショートステイを越冬や越夏のときのみ利用するなど、柔軟に対応できる存在だと、随時知らせていくことも重要であると考えます。

施設に入所してしまうと、施設に合わせた生活となってしまうことが多く、さらに施設ごとによる特性の違いを理解できる家族は少数派です。家族がイメージしやすいように日頃から利用者の生活について情報提供をし、家族と積極的にコミュニケーションをとることを意識しています。

また、多職種で情報交換を行い、生活を統合して考え、具体的なイメージを持った上で、在宅生活に根ざしたケアの実践を行っていくことも重要に思います。

□ 住宅の状況や地域性も「生活の継続」に必要な確認事項

しかし、最近では、老老介護、認認介護（認知症の人同士の夫婦）、未婚の子どもとの2人暮らし、引きこもりの子どもとの生活など、家族の形態もさまざまで、それぞれの家庭で抱えている問題や課題が多様化しています。さらに、住宅の状況や地域性も加味しておかないと、「施設ではできていたことが、在宅に戻ったらできなくなってしまう可能性」があります。実際、在宅復帰したことで体調を崩し、状態が悪くなってしまって施設に再入所してきた人もいます。

本人の気持ちを最優先にしながらも、社会的な状況を十分に他職種と共に把握してアセスメントを行い、在宅サービスとも連携した上で在宅につなげていくことが重要であると思います。

DCN としての基盤は
認知症の母親との関係で築かれた

最後に、これから DCN として、どう活動していくかを述べる前に、私自身の DCN としての活動の基盤を築くことになった、認知症の母親の介護経験を紹介します。

[事例：母／70歳代／アルツハイマー型認知症]

私は認知症の母と2人暮らしだった。認知症看護認定看護師という資格があったにもかかわらず、母に対して"認知症の人"を尊重した関わりができずにいた。1人で抱えこんでしまい、ようやく地元の地域包括支援センターに SOS を発したときには、「お母さんなんか、

＊病院にいた頃の自分に伝えたいこと

　「これから病院の認知症看護認定看護師になったら、どのように活動できるかな」と考えることがあります。今、老健という“生活の場”で活動しているから、「在宅」もイメージできるかもしれません。

　病院に勤務していると、どうしても患者の病気にばかり目がいってしまいます。医師もいることから、「よい患者さんでいてほしい」と願っていたのだと思います。けれども、ますます高齢化が進み、認知症の人も増えていきます。私たちは医師ではありません。医師の部下でもありません。“看護師”として目の前の患者さんに何をするべきなのか……。

　今、病院にいた頃の私に伝えたいことは、本来の看護って何なのか──それは目の前の患者さんを理解しようとする気持ちから始まっていくということです。「病院の枠にとらわれていると、目の前の患者さんを見る視点が薄くなってしまう。疾患の勉強はもちろん大切だけど、その前に“人”を看護していることを意識し、自己研鑽に励もう」と伝えると思います。

いつ死んじゃってもいいよ。私、本当に疲れた……」と何度も考える日々が続いていた。母も私も疲労困憊だった。

　その後、在宅サービスを取り入れながら母との生活は継続していたが、やがて施設入所となった。しかし、母が施設に入所した後から、私は「自分自身で在宅介護ができなかった」「自分自身が楽をしようとして母を犠牲にしてしまったのではないか」という罪悪感が日ごとに増していった。ついには、一緒に住んでいるときよりも苦しくなってしまい、毎日毎日、母を思い出しては泣き続けた。

　私は完璧に自分自身を見失っていた。これまで認知症の勉強を重ね、「理解しよう、母を理解しよう」「母は病気なのだから」と考えるようにしていたが、やはり「理屈じゃない」ことがたくさんあった。

　在宅介護から施設入所を通して、現実はとても厳しく、母も私も自分自身が生きているのか死んでいるのかさえわからなくなるほど、生きた心地がしないつらい毎日だった。今までの母親像や自分自身の置かれている社会的役割（DCNとしてなど）、全てにおいて整理がつかなくなっていた。

　地域で生活されている人の中には、母と同じような思いをしている認知症の人や、私と同じような思いをしながら介護している家族がいると思います。私は「施設に委ねてしまえば楽になる」と思っていま

したが、その後、さらに苦しむことになりました。その苦しみを経て感じたことは「在宅生活の大切さ」でした。今、「なんとか在宅で母を看ていきたかった」と思うばかりです。

■ 施設が基盤となって認知症の人と家族に優しい地域をめざす

　母の介護経験をもとに、これからは地域包括支援センターの職員とも協働しながら、当施設の利用者はもとより、施設の周辺の地域や自分自身が住んでいる近所の現状を把握し、認知症の人の在宅での「生活の継続」のために何ができるかを考えていきたいと思います。

　まず、認知症を患う前から関わりを持ち、地域や家庭に合った個別性のある対応ができるような活動を具現化することです。地域の保健師とも連携・協働する必要があるでしょう。認知症の人の想い、家族の想いに寄り添えるようにケアにつなげる。施設で生活することになっても、少しでも自宅でしていた生活が活きるような支援をしていきたいと思います。

　母の介護のとき、私はまだ助けを求めるすべを知っていたのでよいほうでした。何の知識もない状態で、家族が認知症と言われ、「認知症になったって、私はできる」「親を裏切ることはできない」という強い思いから、力量を超えた生活や介護をしている認知症の人や家族に目を向けたいと思います。そして、「あそこで最期を迎えられるのだったら、人生まあ良しとするか」「あそこなら少し泊めてもらって甘えちゃおうかな」と本人も家族も思ってくれる"地域に自然に受け入れられるような施設"に当施設がなれるようにDCNとして取り組んでいきたい。気軽にお茶を飲みに行けて、介護の悩みを気楽に話せる施設、認知症の人が気軽に外出できる地域をめざしていきたいと思います。

【引用・参考文献】
1）鈴木みずえ・髙井ゆかり：認知症の人の「痛み」をケアする，日本看護協会出版会，p.62-63，2018.

第 3 章

医療に頼らないときから "その後" を見据えて 寄り添う看護

[有料老人ホーム]

できること、できないことを見極め、「さりげなく支える看護」に取り組む

有料老人ホーム 松戸ニッセイエデンの園
一般居室サービス課／認知症看護認定看護師　**窪田 妙子**

「生活の継続」をめざす認知症看護　実践のポイント

① 看護師には「保健師の視点」も「薬剤師の視点」も求められる

② 看護は「してあげるもの」ではなく、「見守り、支える」もの

③ 「生活を支えるための看護」を"楽しく"実践する

　私が現在、"生活の場"である有料老人ホームにおいて認知症看護を実践しています。そこで「心がけていること」は多くありますが、特に上記の3点を挙げたいと思います。

より"生活"に密着した看護を求めて有料老人ホームの看護師に

　私は看護師として働いて28年、認知症看護認定看護師（以下：DCN）となって12年になります。

　働き始めた当時は「認知症」という病名はもちろん、対応の方法や専門的な看護などは知られていませんでした。就職した病院は大病院で、紹介状を持った患者が、次々と手術のために入院してきました。配属になった外科病棟では日々「たぶん認知症」の患者が入院し、手

■ ［施設の概要］有料老人ホーム 松戸ニッセイエデンの園 ■

［スタッフ数］ 施設長1人、看護師8人、介護職50人、生活相談員2人、機能訓練指導員2人、管理栄養士3人、計画作成担当者6人　ほか	［設置主体］ 公益財団法人 ニッセイ聖隷健康福祉財団
	［開 設 日］ 1997年3月
	［所在地等］
［入所定員］ 456人	〒270-2298 千葉県松戸市高塚新田123-1
［平均年齢］ 85.0歳　［平均要介護度］原則、自立	TEL：047-330-8270
	http://www.nissay-seirei.org/matsudo/

術を受け、「せん妄」に陥って混乱し、夜間不眠となり、鎮静剤で眠らされることが繰り返されていました。

しかし、当時の私はそんなことにも疑問を抱くことはなく、ただ医師の指示通りの薬を使うなどの処置と、その記録に追われる日々を送っていました。

□ 中規模病院に移り、自分の看護に疑問がわいてきた

大病院には5年勤め、2カ所目の病院に移り、また急性期の入院患者を受け持つ日々が続きました。ここは最初の病院より規模は小さく、地域の中核病院でした。そこに来る患者の病名は確定していないことも多く、診断をつける過程を医師と行うこともしばしばでした。

「患者の症状はどのような病気から来るものか」を医師と模索する中で、当然、症状や環境の変化から混乱をきたす患者が出てきます。「夜、眠れない」「つじつまの合わないことを繰り返す」「家に帰ろうとする」……このような患者に対して、最初はただ「"不穏"だね〜」などと一括りにしていました。

しかし、そのようなケースに接することで、ふと「自分はこの人たちのことを理解して看護しているのだろうか?」という疑問がわきあがってきました。「これでは本当に"その人"を理解したことにはならない。なぜ、このような症状で苦しむ人がいるのか? 何が起こっているのだろう?」と思うようになったのです。同時に、「自分の看護のスキルはこれでいいのか?」とか「どんな看護師としてこれから働こうか?」という思いも持つようになりました。

□ 「認定看護師」を知ったことが転機に

そんな折、目に飛び込んできたのが「認定看護師」制度でした。今後、自分が看護師を続ける上での方向性として「何でもできるジェネラリスト」「管理を極めるマネジャー」「専門性を高めるエキスパート」の3つの道を考えた結果、私は「エキスパートの道を歩もう」と決めたのです。分野は「認知症看護(当時は認知症高齢者看護)」にしました。日々、職場で「不穏・混乱」という一言で括られている人たちに起きていることを理解しなければならない。そのためには自分が勉強したらよいのでは? と思ったのです。2005年度から始まったこの分野の教育機関は全国に1カ所、東京都清瀬市の「日本看護協会研修センター」しかありませんでした。そこで1年間の研修を受け、2007年にDCNの資格を取得しました。当時1期生は15人、私たち2期生は30人でした。こんな少ない人数で何ができるのか? 今後この分

キーフレーズ

「エキスパートの道を歩もう」と決めた

ジェネラリスト、マネジャー、エキスパートと看護師のタイプが分かれるのを一般の人はどのくらい知っているでしょうか。認知症看護認定看護師として、その専門性を発信していかなければと思います。

野はどうなっていくのだろうか？　と不安だったことを覚えています。

　その後、私は一時、訪問診療の看護師として働き、さらに3カ所目となる急性期病院で勤務しました。そんな折、系列施設に異動の話が上がり、「"生活の施設"で働くほうが、認知症の長い経過に関われるだろう」と思い、有料老人ホームへの異動を決めました。現在、6年目になりますが、これからも入居者の老後をできるだけ長くみていきたいと思っています。

入居者の「看取り」にも対応した 介護付き有料老人ホーム

　松戸ニッセイエデンの園（以下：エデン）は、介護保険上でいう特定施設です。介護付き有料老人ホームであり、フィットネスクラブや地域の人も参加できる各種教室も備えています。

　入居の際は介護保険サービスなどを受けていない「自立」が条件です。入居後はマンション型の一般居室で生活します。エデンではヘルパーステーションも併設されており、要介護状態になったら介護居室へ住み替えるなどして「終の住処」として暮らすことができます。

　有床診療所もあり、日中・夜間と医師が常駐しています。高度な医療は外部病院で行いますが、病状が落ち着いたら転院して療養することができます。PT・OTも配置され、リハビリの体制も整っています。

　介護サービスは施設に配置された職員が行います。身体や認知機能の変化に応じて、敷地内で援助を受けることが可能です。入居者はほぼエデンでの看取りを希望し、毎年20人ほどエデンで亡くなります。

　現在、400人ほどが暮らしていますが、長い方で20年以上、年齢も60歳代から100歳を超えた方までさまざまです。インテリジェンスの高い方が多く、健康や認知症に関する関心も高いので、私自身、日々の自己研鑽が欠かせませんし、いつも刺激を受けています。

看護師によるバックアップが大切な "生活の施設"でのケア

　「医療の場」である病院から「生活の場」である有料老人ホームに来て、私は「病院の看護との違い」をさまざまに感じました。

☑ 施設の全ての職種で入居者を支える

　「エデン」は"生活の施設"の施設です。医師・看護師の配置は少

なく、介護職の人員にも限りがあります。また、事務職・栄養士・リハビリ職や保守点検に携わる職員が全員で入居者を支えています。

　ですから、看護師の私が定期的に行う職場研修にも、全ての職種が参加します。そして、さまざまな職員がそれぞれの専門的な視点で入居者を見て、「こんな発言があった」「こんなことで"もの忘れ"が気になった」と情報を出し合います。そして、その入居者に合った関わり方を考えるのです。

　「職員一人ひとりが認知症の正しい知識を持ち、正しい関わりをする」「入居者の気になった発言や行動を多職種で共有し、少しの変化も見逃さない」ことが、入居者の安心した生活につながるのだということにあらためて気づきました。

■「保健師」「薬剤師」の視点が必要になる施設看護師

　高齢者は普段は元気でも、隠れた病気が突然見つかることや、持病が急に悪化することがあります。そのため施設の看護師には「保健師の視点」も「薬剤師の視点」も求められます。

　具体的には、元気な入居者には健診や定期受診などの機会に"予防的な視点"で生活指導をします。また、薬の自己管理が困難な人には、薬を預かり、内容や錠数の把握をして、次回受診するときに医師に報告することなどを整理します。判断力に障害のある入居者は、受診しても自分自身で医師に日常生活や困りごとを説明することが苦手です。これらのことは、病院で働いているとき、私はあまり意識していませんでした。「エデン」の看護師は、そのような役割を担っていることにも気がつきました。

■ 介護職は生活を豊かにしてくれる専門職

　多くの介護職と働くことも、病院で働いていたときには考えられなかったことの1つです。「エデン」では、看護師は併設のクリニック（松戸ニッセイ聖隷クリニック）に配属にならない限り、身体援助はほとんどしません。身体援助は、入居者の生活に密着している介護職が主に担当します。

　「エデン」の介護職は専門職としての教育を受けており、医療や認知症についての講義もかなり受けていますが、私はあくまでも「介護職は生活を豊かにしてくれる専門職である」と考えています。そのため、介護職が医療的な事柄について「不安」や「自信のなさ」を感じているな、と思うことがあります。

　認知症についてのアセスメントも、医療的なことを考えながら行う

キーフレーズ

施設の看護師には「保健師の視点」も「薬剤師の視点」も求められる

　通常、有料老人ホームに、保健師や薬剤師はいません。しかし、施設の入居者は、そこを基盤に"地域"で生きる住民でもあり、日々、薬を必要とする療養者でもあります。施設唯一の医療職である看護師が担う役割には大きなものがあります。

のは、やはり看護師です。入居者に何らかの変化があったとき、その原因が「認知症の進行なのか」「ほかの疾患による認知機能の低下なのか」を考えて、看護師の判断を介護職に伝え、ケアの方向性を一緒に考えます。"生活の施設"である有料老人ホームでは、"生活の専門家"である介護職が安心して入居者のことをケアできるように、看護師がバックアップすることが大切だと気がつきました。

有料老人ホームにおける看護師の役割

現在、私は一看護師としての日々の業務を行いながら、「施設全体の認知症看護」を考え、実践しています。

自立の入居者には「認知症を予防すること」や「認知症になっても困らない、入居者同士も助け合うこと」の大切さを伝えています。例えば、施設内の介護予防プログラムを担当する職員とその内容を考えてプログラムを提供しています。また、介護サービスを受けながらマンションの一般居室で暮らしている入居者には「認知症があっても困らない。できるだけ長く住み慣れた部屋で過ごすための看護・介護」を職員と考えます。

一方、介護居室に移った入居者には「認知症の進行に伴う苦痛が最小限であるように、できるだけ安楽に過ごす看護・介護」を職員と考えます。そして、医師への情報提供や医師と介護職との橋渡しも看護師の重要な役割です。

私は日々、認知症の入居者と接していますが、認知症看護を実践する立場として大切に思っていることがあります。それは、認知症の人が看護・介護を受けていても、それがさりげないものであり、本人は「自立した生活を送っている」と思えるような看護をしたい、ということです。その取り組みの一例を紹介します。

[事例：Aさん／80歳代女性／脳梗塞]

〈徐々に物忘れが目立つようになったAさん〉

Aさんは「エデン」入居歴10年以上のベテラン。入居者の友人も多く、悠々自適の生活をしていたが、ある日、事務職員から「Aさんがシャトルバス（「エデン」からスーパーマーケットや病院に送迎するバス）の時間を間違えて、買い物に行かれないことがある」という話があった。そこで食堂の職員にも聞いてみると、カフェテリア方式の食堂で、「事前に注文する食事を忘れる」「食堂に来ても並んでいる食事を順番にとれない」などの情報も出てきた。

介護保険施設をはじめ、有料老人ホームでも介護付きであれば、入居者はなんらかのケアを必要しています。しかし、人は誰でも「他人に迷惑はかけたくない」と思っています。看護・介護が黒子になれるような関わりについて考えることも大切です。

思い切ってＡさんに日々の様子を聞くと、「困ってないわ。ずっとエデンで暮らしているし、慣れているわよ」と答える。このような場合、すぐに「クリニックで検査をしましょう」などと持ち掛けても応じてはもらえない。Ａさんは困っていないからだ。

〈スタッフのさりげないフォローでＡさんの日常が復活〉

そこで事務やサービス担当職員で話し合い、対策を立てた。Ａさんはバスに乗って買い物に行こうとするが、バスの時間を忘れて乗り遅れてしまうので、生活サービス担当職員が、さりげなくＡさんの買い物の頻度・曜日を聞き出し、時間を見計らって「バスが出る時間になりますが……」と電話を入れることにした。Ａさんは「知ってるわよ。今行こうと思っていたところ」と返答しながらも、バスに乗って買い物に行くことができた。幸い、帰りもバスに乗って帰ってこれるため、少しこの方法を続けることになった。

食事の注文については、職員がＡさんを見かけたときにさりげなく食事についての会話をし、注文を受けるようにした。

食堂においては、あらかじめお膳にセットしておいて渡すようにした。Ａさんは「あら、こんなこともしてくれるのね」と、すんなり受け入れてくれている。

このように、さりげなく事務職員などがサポートして、Ａさんの「生活の継続」ができています。実は、この段階では介護職や医療職は全く関わっていません。医療や介護が必要な段階よりずっと前から援助が必要なときがあるけれども、ほんのちょっとした対応で解決する場合が多いのです。しかし、そこにはやはり、認知症についての知識と理解があったほうがよいと考えます。"その人"への理解・信頼もあるほうが当然よいでしょう。私は施設のDCNとして、その教育を担う必要性も感じているところです。

Ａさんのケースは、「物忘れ？　認知症だ！　専門の医療・介護につなげなくては！」と一足飛びに考えなくても対応できること、そして日常生活ではそのことこそが重要だと気づかされた場面でした。

看護にとって"変わらないもの"は「当事者主体の自立支援」

もう１つ、Ｂさんのケースを紹介します。Ｂさんは入居歴15年のベテランで、もともと地域で開業していた女医さんです。兄弟の学費も稼ぐほど能力が高く、周囲からの信頼も厚い人でした。

キーフレーズ

医療や介護が必要な段階よりずっと前から援助が必要なときがある

このような状態のとき、自宅にいれば家族がその役割を担っているはずですが、施設においても皆が家族という意識を持っていれば「援助が必要なとき」の早期発見はできるはず。そのためにも認知症についての正しい知識の発信が大切だと考えています。

「エデン」の入居者は、元医師・教員などインテリジェンスの高い人が多く、私の能力では太刀打ちできないことも多いのですが、今はこちらが看護・介護を提供する立場です。なんとか知恵を振り絞ってBさんが満足する支援を考えました。

［事例：Bさん／90歳代女性／脳梗塞］

〈薬や介護を受け付けないBさん〉

　Bさんは脳梗塞を何度も発症しており、服用している薬も多い。妹と「エデン」のマンション（一般居室）に住んでいるが、すでに「要介護2」の認定を受けている。

　居室内は伝い歩きで移動できるが、居室を出るときは職員が車いすで迎えに行く。食堂ではテーブルに配膳し、入浴も着替えもほぼ介助状態である。失禁してしまうので紙パンツもはいている。

　そんなBさんがある日「私、薬は飲まないから」と言い、職員たちは戸惑った。時間を変えたり、違う職員から話したりして対応したが、「こんなにたくさん飲まない」「だめ」など発言は変わらない。

　そうこうしているうちに、早朝、失禁したパンツを脱いで居室に放り出してしまった。妹が起きてから新しいパンツをはかせようとしたが、Bさんは「あんたのパンツでしょ。あたし知らない」と言って喧嘩になってしまった。妹は悔しいやら情けないやらで「もう顔も見たくない！」と怒ってしまった。

　この段階で、私は担当の介護職とケアマネジャーで話し合い、下記のようなアセスメントを出しました。
「Bさんには脳梗塞の後遺症で、判断力の低下がある」
「今まで自分が兄弟の面倒をみてきて、さらに医師として地域の医療を支えてきた。その尊厳を尊重することが重要である」
「Bさんは"こんなにたくさん薬は飲まない"と言っているが、少ない量なら飲んでもらえるかもしれない」
「パンツを脱いでしまうのは、失禁して"気持ちが悪い"とわかっているからだろう」
「妹さんはBさんの行動を"病気によるもの"だと理解しているが、感情が先立ち、"なんでこんなことになってしまったのだろう。もう一緒にいられない"と思い詰めている」
　そして、そのアセスメントをもとに、私は看護計画を立てました。
①Bさんの主治医に薬を減らすか、飲み方を変えられないか相談する
②パンツを脱ぐ時間が早朝であるため、夜勤の職員が早朝に訪問し、

パンツの交換を行う

③Bさんの行動や発言を気にせず、自分の時間を持つよう妹に話す

　さっそく、この「看護計画」を実行することにしました。まず、①の薬の服用への対処です。

〈Bさんのプライドを尊重して服用を促す〉

　Bさんの主治医は「今の薬の種類は減らせないが、Bさんがそう言っているのなら、薬の量と服用する時間を変えましょう」と対処してくれた。そして、朝食後に10錠あまりあった薬の一部を、昼食後の服用にずらしてくれた。

　一方、Bさんは職員が「薬ですよ」と持ってきて、手に乗せ、Bさんが飲むまで待っていることに対して、「飲まされている」と感じ、プライドが傷つけられているのではないかと考えられた。

　そこで小さなプラスチックカップに薬を入れて、Bさんが自分のペースで飲めるようさりげなく手元に置いた。声のかけ方も「先生、薬をお持ちしました」というものに統一した。「医師として生きてきた気持ちを持ち続けてもらいたい。介護を受けているだけのBさんではないはずだ」という思いから、このような看護を行うことにした。

　次に、②排泄の看護です。パンツを放り投げてしまう行為に対してのケアです。

〈介護居室担当の夜勤職員の協力でパンツ交換〉

　Bさんは夜間に失禁してしまい、気持ちが悪くなって、パンツを脱いでいると考えられた。それは当然の反応であり、脱いだパンツの始末と新しいパンツをすぐに履くことができれば、妹も安心すると考えた。パンツを脱いでしまう時間は早朝ということがわかっていたので、介護居室の夜勤職員が毎朝4時頃、パンツの交換をしに、Bさんの住む一般居室のあるマンションを訪問することにした。

　常時介護が必要な介護居室には24時間で職員配置をしており、そこの夜勤職員に協力してもらいました。こうしたことも、さまざまな場所で暮らす入居者を知るよい機会にもなります。

　そして、③妹へのケアです。

〈同居している家族へのケアも忘れてはいけない〉

　妹さんには、Bさんの行動や発言を気にせず、外出など自分の好き

Column

＊病院にいた頃の自分に伝えたいこと

　私は病院に勤務していた頃、私なりに「患者の生活を支えている」と思っていました。でも、実際に施設で働いてみると「病院での支え」はほんの一部でしかないということを実感しました。

〈医療と生活を組み合わせて病気の悪化を防ぐ〉

　生活の場では"医療"の占める割合は少ないのです。それは自分の生活を考えればすぐにわかります。定期的に受診をして薬を飲むことになっても、生活に必要なことはほかにたくさんあり、人々はそれをこなしながら日々を送っています。家事をしたり、友人と会ったり、仕事をしたり、生きがいを続けたり……。その"生活"を想像しながら、少しだけ"医療"を挟んでいく。大事なことは、その人の生活を中断して、薬を医師の指示通り飲ませることより、その人が自分のペースで生活できるように、"生活"と"医療"（医師の指示）を組み合わせて、病気の悪化を防ぐことです。施設で看護をするようになって、医療と生活が切り離せなくなったとき、どちらも無理なく続けるために看護師は力を発揮しなければいけないのだと思うようになりました。

〈"生活"を支える中で、看護師の腕の見せどころは多い〉

　生活は決して単調なものではありません。「友人が来て食事をする」「孫の結婚式に呼ばれる」など、変化に富んでいます。そのときに「薬を飲む時間だから」「受診があるから」という理由で、その人のせっかくの楽しみが実現できなければ、何のための医療かわかりません。

　「予定に合わせて薬の飲み方を変える」「その人の予定の中で注意することがあれば少し助言する」「薬を途切れさせないように受診日を変更する」など、看護師の腕の見せどころはたくさんあります。

　認知症を発症して判断力が低下していたって、その人の生活する力はかなり保たれます。忘れることが多くても、いつもしていることは「手続き記憶」でできます。何ができて何ができないのか。その見極めをして、必要な看護を考える——あとはその人の力を信じて見守ることも認知症看護だと思っています。

＊

　病院にいた頃は、これらを考える想像力はなかったと思います。でも、今なら言えます。「生活を支えるための看護はやることがいっぱい！　とても楽しいよ！」と、あの頃の自分に伝えたいと思います。

なように過ごしてもらうようにした。介護を受けている人と同居している人の負担を少なくすることも「看護」の1つと考えられた。

　人は誰しも「看護・介護を受けている」ことを突き付けられると情

けない気持ちになり、「みんなに迷惑をかけている」と感じてしまいます。しかし、「さりげなくできないことをカバーする看護」を考えれば、その人は生き生きと生活ができるのではないかと考えます。

日本の訪問看護の先駆者であり、衆議院議員として在宅看護を見守ってきた山崎摩耶氏は「21世紀のナイチンゲールたちへ」と題した論考の中で「看護にとって"変わらないもの"、それは看護がめざすものともいうべき"当事者主体の自立支援"ではないだろうか?」と述べています[1]。

まさに、看護は「やってあげる」ものではなく、あくまでも「いつも見守り、さりげなく支える」ものだと私も思います。これは私が看護を考えるときに、いつも心がけていることです。

認知症が"特別なもの"でなくなる社会をめざして

今後、認知症を発症する人はますます増えるでしょう。もはや一定の年齢以上の国民は皆、認知症予備軍ということになるかもしれません。そのような社会になったときに、果たして「認知症」は"特別な病気"として騒ぎ立てるものでしょうか?

認知症は、なぜ恐れられ、回避したい病気と思われているのでしょうか? それは「忘れてしまう」「自分が自分でなくなるのではないか」というイメージに基づくものと考えます。でも、誰もがかかる病気であり、認知症を発症した人がそこかしこにいれば、誰かが何かを忘れたとしてもあまり気にならなくなるのではないでしょうか?

私は、認知症に関する特別な法律や体制、認知症に特化した看護・介護が必要なくなるくらい認知症が標準なものになる社会、みんなが当たり前に認知症を理解し、接することができる社会になってほしいと思います。そうなれば、DCNも必要なくなるかもしれません。

「認知症だから○○してもらわないと!」という感覚ではなく、「まあ、こんなこともあるよね。病気にかかわらず必要なことは助け合いましょう」という社会になってほしいと思います。そして、そのような考え方ができる人を増やすような取り組みを、DCNとしてこれからも続けていきたいと考えています。

キーフレーズ

看護は「やってあげる」ものではなく、あくまでも「いつも見守り、さりげなく支える」もの

これは、疾病を治療することが目的の病院の看護師では、なかなか意識しづらいことかもしれません。しかし、その人の「生活の継続」を可能とする最も大きな要素は、その人が持っている力を発揮することだと考えます。そのために看護ができることが「見守りと支援」ではないでしょうか。

【引用・参考文献】
1) 山崎摩耶:「生活を看る看護」看護の原点の拡張と実践の多様性－21世紀の看護論・私(試)論－，実践者の語りで理解する「生活を支える看護」，日本看護協会出版会，p.39，2019.

認知症ケアこそ"看護の原点"

サービス付き高齢者向け住宅 麗しの杜 光ヶ丘 地域連携室長／館長補佐
前・マザアス南柏 副支配人／認知症看護認定看護師　**溝井 由子**

「生活の継続」をめざす認知症看護　実践のポイント

① 認知症の人の"個性"をどれだけ探ることができるかが大切

② 笑顔や自分らしさを取り戻せる「非薬物療法」の効果を知る

③ 多職種間の調整役として「その人らしく暮らせる環境」を整える

　私は"生活の場"である有料老人ホームにおいて認知症看護を実践しています。そこで「心がけていること」は多くありますが、特に上記の3点を挙げたいと思います。

　なお、現在（2019年12月）、公益財団法人モラロジー研究所が運営する「サービス付き高齢者向け住宅 麗しの杜 光ヶ丘」に所属していますが、本稿では、2019年3月まで8年間在籍していた「マザアス南柏」（以下：マザアス南柏）における認知症看護について報告します。

自らの「看護観」に通じる取り組みを見て
有料老人ホームの看護師に

　看護師になって約40年経ちました。最初は国立がんセンター中央病院でスタッフとして約15年勤務し、その後、柏市立柏病院に移り、

■［施設の概要］介護付き有料老人ホーム マザアス南柏 ■

［スタッフ数］施設長1人、看護師11人、介護職73人、生活相談員2人、機能訓練指導員1人、栄養士1人、計画作成担当者4人　ほか	［開 設 日］　1993年6月 ［所 在 地 等］ 〒270-0143 千葉県柏市光が丘2-1-1 TEL：04-7176-8711 https://www.motherth.com/m-minamikashiwa/
［入 所 定 員］　105人	
［平均年齢］　88.7歳　［平均要介護度］2.8（2019年10月）	
［設 置 主 体］　株式会社 マザアス	

内科病棟看護師長として5年、北柏リハビリ総合病院・北柏ナーシングケアセンター（複合施設）に開設準備期から入職して保健管理局長（総婦長）として8年、千葉柏リハビリテーション病院の看護副部長として3年半、そして2012年に株式会社マザアスに入職し、介護付き有料老人ホーム「マザアス南柏」の副支配人として看護実践を積み重ねてきました。高齢者ケア施設での看護は8年半、認知症看護認定看護師（以下：DCN）になって10年になります。

☐ DCNをめざした理由

DCNをめざしたのは、2000年に290床の高齢者複合施設（北柏リハビリ総合病院・ナーシングケアセンター）の開設に保健管理局長として携わったところから始まります。当時、認知症高齢者の健康管理・安全管理に苦労し、専門的知識のもとに対応や指導することの必要性を痛感しました。「専門的な知識を得たい」と思った私は、一旦現場を離れ、DCNになることを決意し、2009年に認定看護師教育課程に入学し、DCNの資格を取得しました。

☐ 学んだ認知症ケアを実践できる！

2011年に認知症についての講演依頼を受けて、私はマザアス南柏を訪問しました。そして、そこでは「住み慣れた地域で、自分らしく暮らし続けるための取り組み」を行っており、「利用者に満足・家族に安心を提供し、社会に貢献する」という施設理念の下で運営していることを知りました。

私はそれまで、「その人の生命力と可能性を最大限に引き出し、生きる希望と力を支え、生涯にわたり尊厳をもって輝く人生を送れるよう支援する」「最期の瞬間まで尊厳を持ち、安らかな死を迎えられるように、その人を取り巻くあらゆる環境を整えることをめざす」という看護観で看護を実践してきました。マザアス南柏の取り組みは、この私の看護観にとても通じるところがあり、私は教育課程で学んだ認知症ケアを実践できるのではないかと考えました。

> ## ホテルのようなおもてなしと
> ## 心安らぐ自宅のような施設をめざす

☐ 高齢になっても安心して快適に過ごせる我が家づくり

マザアス南柏は、1993年6月1日に開設した一般型特定施設（介

キーフレーズ

その人を取り巻くあらゆる環境を整える

ヘンダーソンが「基本的看護の構成要素」として14項目を挙げているように、「看護」は"その人"の生活行動を助けるためのあらゆる環境を整えることが仕事なのだと思います。

護付き有料老人ホーム）で、居室数は 105 室（115 床）あり、2019年 10 月現在、入居者数は 101 人（男 24 人・女 77 人）となっています。平均年齢は 88.7 歳（90 歳代 39 人、100 歳代 4 人）で、要支援 11人・要介護 89 人と 100 人の要介護者が入居しています。また、総職員数は 97 人で、そのうち直接処遇職員が常勤換算で介護職員 73.4 人、看護職員 11 人です。

　株式会社マザアスは、住宅メーカーであるミサワホームのグループ会社で、介護保険が始まる前から 25 年以上にわたり、「住まい」という視点を大切にしながら介護事業を展開しています。超高齢社会に向けて国が地域包括ケアの方針を打ち出しているように、同社も自立から介護まで、地域に根ざした幅広いケアネットワークづくりを展開しています。

　具体的には、利用者の要介護状況に応じて、サービス付き高齢者向け住宅・グループホーム・介護付き有料老人ホームへと移り住むことができ、高齢になっても安心して快適に過ごせる我が家づくりを中心に取り組んでいます。また、柏エリアだけでなく、首都圏や札幌市をはじめ全国展開をしています。

▫ 「脳活性化リハビリテーション」をケアに取り入れる

　マザアス南柏は、入居者に "きめ細やかなおもてなしするホテル" をイメージしつつ、家族への信頼にも応えられ、心安らぐ自宅のような暮らしを提供します。入居者が、これまでの自分を変えることなく、一人ひとりが歩んで来た歴史をいつまでも大切にして "あるがままに、我がままに" 暮らせるような住まいをめざしています。

　特徴のある取り組みの一例として「元気くらぶ」があります。これは「施設入居後の加齢変化による身体機能・認知機能全般の低下や、入居後の自身の役割の喪失による社会参加への意欲低下は認知症を発症する危険性がある」と考え、2015 年 6 月より取り組んでいる「脳活性化リハビリテーション」の一環です。入居者各々が他者とよい関係を築きつつ、楽しみながら脳と体を鍛えて情緒を安定させ、生活機能を発揮できるようになることをめざしています。

> **身体拘束をせずに**
> **"その人" に合ったケアを徹底する**

　ここで「医療の場」である病院から「生活の場」である有料老人ホームに来て、記憶に残っている印象的な事例を紹介します。

［事例：Aさん／80歳代女性／要介護3／アルツハイマー型認知症］

Aさんは、活発で努力家タイプの女性。女将として旅館の経営に長く携わっていた。趣味は生け花。自宅で転倒し、左大腿部を骨折し、入院して手術を受けた。その間に認知症が進行し、大声を出すなど興奮が見られたため、退院後は自宅には戻らず、施設入居となった。

施設入居に納得できないAさんは「騙された、こんなところに居られない。帰る！」と大声を上げ、食事を全く食べようとせず、徘徊や興奮状態が続き、周囲に迷惑となる行為もあった。さらに、車いすからの転落の危険や、歩行困難な状態にもかかわらず歩きだそうとする危険行為が見られ、片時も目を離すことができない状況が続いた。施設職員や家族に先の見えない不安や苛立ちが募っていった。

■ 3カ月間、徹底的に本人に寄り添うプランを多職種で決定

介護保険施設では身体拘束は禁止されており、鎮静目的の向精神薬の使用は安易にできません。Aさんのような認知症のBPSD（行動・心理症状）のある入居者への対応は、介護者がマンツーマンで根気強く見守り続けるしかないのが現状でした。「どうすれば身体拘束をせずにケアができるのだろう？」と考えたとき、BPSDの原因を徹底的に探り、取り除くケアが必要で、そのためには、食事や排泄、活動などその人に合った基本的なケアを十分に行い、生活のリズムを得ることが重要と思われました。そこで多職種が集まり、カンファレンスを行って、「とにかく3カ月間、本人に寄り添ってみよう！」というプランを作成し、実施することになりました。そのプランのポイントは下記の4点です。

①身体の不調を整える
②徹底的に寄り添い、不安や不快、孤独を緩和する
③バリデーションによるコミュニケーションを実施する
④安心して快適に過ごす環境づくりを考える

■ バリデーションを用いたコミュニケーションで関係が改善

Aさんの食事拒否による低栄養や脱水は、さらに認知機能を悪化させていました。しかし、職員が「おにぎりはいかがですか？」と働きかけると、Aさんは拒否しなかったのです。この"おにぎり"が好循環のきっかけとなり、Aさんは食事や水分の摂取量が増え、そのことで身体の不調も徐々に改善が見られ、日常生活に意欲が出てきました。毎日、担当スタッフが片手間にではなく、Aさんに寄り添い、共感と

キーフレーズ

とにかく3カ月間、本人に寄り添ってみよう！

　ある目的を達成するために、期限を決めて取り組むのは、やる気を生み出す1つの方法だと考えられます。このような声かけを看護師が積極的にしていきたいところです。

受容的な態度で接しながら本人の思いや世界を理解しようと努めました。また、Aさんが気分よく過ごせるように「否定的な言葉は使わず、明るく心地よい感情を大切にする」といった対応を心がけました。

このように、介護者や周囲の人と少しずつ良好な関係が築けたことでAさんの帰宅願望が薄れ、職員の介護負担も軽減していきました。各々の職員にゆとりが生まれたことでAさんの持てる力を引き出そうとポジティブな関わりが増え、その結果、Aさんは生け花やリハビリにも参加するようになり、笑顔も増えて、豊かな生活が送れるようになりました。

Aさんのケースでは、「Aさんは何に苦しんでいるのか？」という"本人の気持ち"を理解するために、きめ細やかに心を通わせながら寄り添う「パーソン・センタード・ケア」（以下：PCC）を実践する必要がありました。また、そのために有用なコミュニケーション法として「バリデーション」を用いたことで、介護者・家族共にAさんとの良好な関係が再構築されたと思います。

キーフレーズ

有用なコミュニケーション法として「バリデーション」を用いた

「バリデーション」はアメリカのソーシャルワーカーであるファイルが提案した高齢者ケアの方法で「高齢者の感情表出を促す」ところに特徴があります。認知症の人に行うと「ストレスや不安の軽減」「BPSDの緩和」「自尊心を取り戻し、再び生きる希望を持つ」「他者との交流が持てる」などの効果があることが確認されています。

高齢者ケア施設における看護師の役割

"生活の場"である「施設」では、健康な暮らしとその人らしい生活を支えることに重点を置き、介護職やリハビリスタッフ、ケアマネジャーや相談員など、多職種がそれぞれの専門性を理解・尊重し、よい人間関係を築きながら、リアルタイムに情報共有するように心がける必要があります。そして、施設で急増している"認知症の人のケア"で大切なことは、「その人の個性をどれだけ探ることができるか」だと私は考えています。

まずは「認知症の人にとってうれしいことは何だろう？」「困ることは何だろう？」「何に苦しんでいるのだろう？」と、その人に関心を持つことです。その人に気をかけることで、その人の"個性"を把握することができます。そして、その個性に合わせてスムーズに生活できるように支援します。

加えて、看護師には、その人が持っている機能を最大限に生かして、日常生活へ取り入れていけるようなケアを行うことが求められていると思います。私たち看護師が"認知症の人の世界"を知り、適切な支援ができるように、その対応方法を探っていく姿勢を持つことが大切です。その姿勢があってこそ、認知症の人の安心・安全な暮らしのための看護を提供することができると考えています。

次に、施設における認知症看護の実践について、詳しい事例を2つ、

紹介します。

非薬物療法でストレスや BPSD を減らし、安心して暮らせる生活環境を提供

[事例：Bさん／ 60 歳代男性／要介護 4 ／若年性認知症]

　Bさんは、真面目な性格で優しく仕事熱心。若年性アルツハイマー型認知症で日常生活自立度は A-2。趣味は、音楽を聴くことやエレキギターの演奏だった。

　Bさんは視空間失認や失行の出現で、排泄や食事など日常生活全てに介助が必要な状態となった。デイサービスでは「馬鹿にするな！」と大声を出して利用者間での良好な関係性が保てず、利用を中止。その後も排泄の失敗や転倒を繰り返して在宅生活も困難になった。

　同居の妹から「薬ではなく、専門的なケアによって兄の認知症の進行を遅らせながら施設で穏やかな生活を送らせたい」と、マザアス南柏への施設入居の相談があり、入居をしたが、当初は BPSD の症状が続いていた。

□ BPSD を予防・緩和するための課題を探る

　Bさんは自分が思うようにできないことで苛立ち、焦燥感も生まれて、それが BPSD につながっていました。そして、BPSD を予防・緩和するための課題として、次の 4 点が考えられました。

①自宅から施設という生活環境の変化による混乱から暴言・暴力の出現が予測されるため、安心できる居場所づくりをする

②認知機能低下による生活上の障害があり、そのストレスから BPSD 悪化が考えられるため、羞恥心を配慮した排泄介助や残存能力を生かした食事動作支援など日常生活の援助を行う

③言語機能の障害や失語により意思表出が困難なため、意思の疎通をはかるためのコミュニケーションを創意工夫する

④刺激の少ない暮らしによる認知機能低下を防ぐため、活動による身体機能を高める「脳活性化リハビリテーション」を行う

□ さまざまな「非薬物療法」の効果を実感

　DCN は、これらの課題を共有して支援方法を話し合うための施設内担当者会議の開催と、Bさんの生活環境づくりや対応方法をチームで推進するためのカンファレンスの開催を働きかけました。その結果、

キーフレーズ

"サイン"を見逃さない早
目の対応

　施設のケアにおいて、
とても重要なポイントで
すが、これは看護師だけ
で完全に行うのは難しい
と思われます。そのため
にも普段から介護職との
よい連携関係をつくって
おくことが大切です。

　Bさんが安心してくつろげる居場所づくりのために、「自室を好きな
音楽が聴ける環境にする」「お気に入りの絵画やギター、ソファなど
慣れ親しんだ家具を自室に持ち込む」などを行いました。

　また、日常生活の援助については、認知機能低下による生活上の困
難動作をアセスメントし、"サイン"を見逃さない早目の対応を心が
けました。そして、Bさんの羞恥心への配慮やプライドを傷つけない
対応方法を支援プランに具体的に盛り込みながらチームで関わりまし
た。

　意思疎通の基盤となるコミュニケーション方法については、メ
ッセージの選択方法、不安や混乱を軽減する関わり、バリデーション
の活用、アイコンタクトとタッチングの有効活用など言語的・非言語
的コミュニケーションによる援助を創意工夫しながら実施しました。

　さらに、午前・午後30分間の歩行訓練、音楽を楽しむ時間を持つ、
写真を見て昔を回想する、好物を勧めて咀嚼による脳への刺激を促す、
日中うとうとする時間をつくらないといった「脳活性化リハビリテー
ションプログラム」を作成し、認知機能・身体能力を高める取り組み
を継続的に行いました。

　これらのケアの結果、Bさんは長時間自室で穏やかに過ごすことが
でき、単語レベルの言葉にうなずいたり、笑ったりと多幸的になりま
した。また、スタッフが働きかけることで、Bさん自ら行動しようと
する態度が見られるようになりました。

　Bさんのケースでは、気持ちに寄り添う"支持療法"、認知を介し
て行動異常を改善させる"確認療法"、過去を思い出して感情を刺激
する"回想法"、残存能力を引き出す"脳活性化リハビリテーション"
などの非薬物療法の効果を実感できました。薬物に頼らなくても、B
さんの生活障害によるストレスやBPSDの発生を減らし、安心して
暮らせる生活環境を提供することができたのです。

■ 「非薬物療法」の提供の仕方を考える

　今後、認知症の人の障害の種類・程度や残存する能力を評価し、介
入の適応を判断して、プログラムの立案、モニタリングといった一連
の流れの中で、認知機能障害の回復・軽減緩和のために、このような
非薬物療法をツールとして用いることが重要になってくるでしょう。
非薬物療法で、認知症の人のできる機能すなわち生活機能を引き出し、
豊かな生活が送れるよう支援していくことが課題といえます。

　マザアス南柏では、音楽療法・ドッグセラピー・メイクセラピ
ー・書道といったアクティビティが毎月定例として実施されています。

これらは非薬物療法でもあり、入居者の日々の暮らしに潤いを持たせ、笑顔や自分らしさを取り戻せるその効果を実感しています。今後、目的やねらい、実施方法について、それぞれの根拠に基づいたより効果的な提供の仕方を創意工夫していくことが求められています。

それまでの「生活の継続」に取り組むことで "その人らしさ" を取り戻す

[事例：Cさん／90歳代男性／要介護2／アルツハイマー型認知症]

Cさんは、真面目で努力家、礼儀正しいが、頑固なところもある。定年まで小学校の校長を務めた。日常生活自立度はA-2。妻が他界し、3年ほど1人暮らしをしていたが、認知症の進行を心配した長男夫妻が、自宅に近いマザアス南柏への入居を希望した。

入居後、Cさんに発熱と腹痛の症状があり、急性胆嚢炎と診断されて入院し、開腹胆のう摘出術を受けた。「術後の経過は良好だが、食事摂取量が少ないため、毎日点滴を受けながら過ごしている。日中、ボーっとした表情のままナースステーションで過ごし、看護師たちは忙しくしていて誰も声をかけてくれず、食事は放置されたまま。認知症が進むから、早く退院させたい！」と家族から相談があった。

このままでは回復に時間を要することが懸念されたため、病院主治医と面談して病状説明を受け、施設の看護師が施設でできる対応を伝えて、翌日、Cさんは退院した。

☐ 生活習慣を全て取り戻すような取り組みを

Cさんは入院中、手術後の食事摂取量の減少や、意欲低下等が理由で施設へ戻ることができないでいました。そして、入院期間が長くなって身体機能や認知機能が低下してしまい、入院前に施設で送っていた "穏やかな暮らし" に戻ることが難しくなっていました。

そこで、施設の多職種間でチームカンファレンスを行い、「Cさんの今までの生活習慣を全て取り戻すような取り組み」を開始することにしました。具体的な支援ポイントは、次の5点です。

①身体の調子（特に排泄）を整える

②安心して暮らせる居室環境に調整する

③活動性を上げる

④尊厳や羞恥心に配慮した丁寧な対応をする

⑤家族の協力を得る

キーフレーズ

入院前に施設で送っていた "穏やかな暮らし" に戻ることが難しく

高齢者ケア施設の入居者が病院に入院すると、すっかり弱ってしまって入院する前の生活に戻れなくなってしまうことがあります。これを防ぐためには、施設の看護師が病院の看護師と連携をとり、なるべく早期の退院をめざすことが第一だと思います。

▫ 支援ポイントに沿ったケアの実際

キーフレーズ

「何ができて、何ができないか」をアセスメント

「認知症になったら何もできなくなる」と思ってしまう人も多いかもしれませんが、特に高齢者ケア施設で認知症の人と接していると"できること"がたくさんあることに気づけます。身体面もみることのできる看護師ならではのアセスメントが認知症の人への看護では可能です。

Cさんが元の生活を取り戻せるよう、その人らしさを支えるために、「何ができて、何ができないか」をアセスメントしながらケア方法につなげました。

まず「排泄」は、オムツではなく、トイレでできるように、時間での声かけを行いました。当初、失敗することもあったCさんですが、失敗が少なくなることで自信を取り戻していきました。さらに、立位保持が可能になったことをきっかけに、排泄が自立でき、自尊心も保てるようになりました。

「居室環境」では、見やすいところに時計・カレンダー・家族の写真を設置したほか、安全に自力で移動が可能な動線の見直し、ソファなどの家具の配置を変更しました。

「活動性」では、日中に臥床する時間を少なくして、デイルームで他の入居者と過ごす時間を増やしていきました。Cさんの歩行が徐々に安定してきたことで、排泄の自立につながり、アクティビティなどにも参加できるようになりました。

「丁寧な対応」では、納得しなければ行動を起こさないCさんの意向を尊重し、丁重な声かけや対応をして"快"な気分で過ごしてもらうようにしました。Cさんは、自分のことや自分の暮らしを考えてスタッフたちが対応したことに「ありがたいことだ！」と喜び、リハビリや運動に積極的に参加し、気力も体力も回復していきました。

「家族の協力」では、食事の提供において家族の話を役立てました。点滴をするのではなく、経口摂取を勧めるために「父は長年、納豆と味噌汁で生きてきた」という家族の話をヒントに、Cさんの好きな納豆やカップうどん等を食事のメニューに加えたのです。Cさんは「食べなきゃ元気が出ないから……」と意欲を見せ、徐々に摂取量も増えていきました。

家族や多職種と連携し、食事・排泄・活動性の改善、認知機能低下への支援、生活リズムの調整などを行うことで、Cさんは自分らしく落ち着いた生活を取り戻しました。日課であった「妻の仏壇に手を合わせる」もできるようになりました。家族からは「この施設に戻れて元の暮らしを取り戻せて本当によかった。父はハッピーです！」と、感謝の気持ちをいただきました。

▫ 急性期病院の看護師が考えておきたいこと

Cさんのケースで考えたいのは、「急性期病院の看護師の認知症患

者への看護」です。Cさんがあのまま病院に長期入院をしていたら、今回のような復活は果たしてあったでしょうか。

　急性期病院の看護師は、認知症の人が入院して来たときから"退院後の生活"をイメージし、入院環境の調整、本人の持つ力の維持および向上、家族支援を意識していく必要があります。「基礎疾患を治す」「認知症を悪化させない」「家族への退院支援」の3点を入院から退院までの期間に同時に行うことで、「早期回復」「スムーズな退院」「再入院の予防」を促進できると考えます。

　認知症患者が入院する場合、急性期病院に求められていることは「いかに早く身体疾患を治し、スムーズに家庭や施設に帰すことができるか」です。そのためには、早期からのリハビリテーションの実施、MSWによる家族介入といったチーム全体で関わることも重要と考えます。

高齢者ケア施設だけにとどまらず、「地域」に活動の場を広げたい

☐ 施設の看護師に求められる認知症ケア

　有料老人ホームにおける認知症の人へのケアを、あらためて考えてみると、安全で安心・快適な生活環境や暮らしやすさについては、看護師が調整役としての役割を担い、多職種と連携して情報共有しながら「その人らしく暮らせる環境」を整えることが重要と考えます。その際は、病院や家族にも働きかけ、情報を共有しながら、その人の「生活の継続」がはかれるよう積極的に取り組むことが求められます。

　私は施設のDCNとして、必要時にはいつでも施設におけるケアの基準や指針の作成などに関わり、そこで生じた問題の解決や対策など、その策定に向けて自ら組織に働きかけ、動かしていきました。このような施設におけるマネジメントの役割も看護師に求められていると思います。

☐ 住み慣れた地域で安心して暮らし続けるために

　今後はDCNとして、活動の場を病院や施設だけでなく、さらに地域に広げ、看護やケアをつなぐ役割を担っていきたいと考えています。

　私の暮らす柏市では認知症施策の基幹事業として、「認知症にやさしいまちづくり会議」があり、医療・ケアの体制の整備、認知症に関するネットワークづくりの推進、病院・施設等で認知症の人のケアに

キーフレーズ

病院や家族にも働きかけ、情報を共有しながら、その人の「生活の継続」がはかれるよう積極的に取り組む

　認知症の人の「生活の継続」を実現するためには、まさに看護師がキーパーソンになると考えています。高齢者ケア施設や訪問看護師など、地域の看護師は病院看護師に"その人"の情報を伝え、入院前・退院後の姿を知らせる積極的な取り組みが求められると思います。

＊病院にいた頃の自分に伝えたいこと

〈認知症ケアこそが看護の原点！〉

　病院で勤務していたころの自分は、「問題行動」という言葉で表現された認知症のBPSDのある患者に対して「入院は無理！　治療や安全管理のためには一時的な身体拘束もやむを得ない」と諦めていました。そして、あらゆる場面で認知症の人を支えることを“未知のこと”のように考えていました。しかし、今は違います。

　「看護の原点は生活の援助であり、看護職こそが対象者の支援のキーマンとなってチームをリードしていく必要がある」

　「“認知症ケアこそ看護の原点”であり、私たち看護職の能力を最大限に発揮できる好機でもある」

　この2つを病院にいた頃の自分に伝えたいと切に思います。

〈病院の看護師に期待したい環境調整と情報伝達の役割〉

　認知症の悪化については、病院の物理的環境をはじめ、心理社会的、ケア的環境といったあらゆる環境が要因となっているのではないかと思うようになり、あらためて環境調整の大切さを痛感させられています。たとえ認知症になっても、不利益を被ることなく必要な治療を受け、安心して入院療養生活を送るためにも、私たち看護職が環境調整を行っていく必要があるといえます。

　病院や施設、地域が連携し、情報を共有しながら切れ目のないシームレスなケアを継続していくことで、認知症の人も安心して「生活の継続」が可能になります。その場その場の分断された関わりでは難しく、引き継ぎが十分に行われるように、しっかりとバトンでつなぎながら、情報を確実に伝えていく必要があると思います。それが、認知症の人に対する質の高い看護・介護を提供することにつながるのではないかと考えます。

携わる専門職や、一般市民の方に向けた認知症の啓蒙・予防に関する講座・講演活動などが行われています。私も2009年から会議に委員として参加し、認知症の支援者を増やし、周囲の意識環境を高める活動を続けています。

　これからも「まちの保健室」「認知症カフェ」「認知症介護者交流会」など地域活動に積極的に関わり、認知症の人の意思が尊重され、できる限り住み慣れた地域で安心して暮らし続けることができる社会の実現をめざして活動していきたいと思っています。

　また、「認知症を持つ人に最期まで、その人らしく尊厳ある生活を送ってもらうための援助方法」と言われている意思決定支援（人生会議：ACP）についても、DCNとして積極的に関わっていきたいと思

います。具体的には、看護師やケアスタッフが認知症の人を多角的に
アセスメントし、持てる力を最大限に引き出していけるよう、病院や
地域包括支援センターなどが主催する研修会・事例検討会等に働きか
けていきたいと考えています。

【学会発表等】
1）（公財）フランスベッド財団平成29年度（第28回）研究助成を受け研究発表
　　タイトル「元気クラブ」実施による脳活性化リハビリの効果の評価
2）Bさんの事例について
　　第15回日本早期認知症学会学術集会（2014年9月12日開催）にて発表
　　タイトル「認知症高齢者の看護経験を通して考える若年性認知症者への理解と支援」
3）Cさんの事例について
　　第18回東日本事例発表研修会（2018年11月8日開催）にて共同発表
　　公益財団法人全国有料老人ホーム協会主催
　　タイトル「自分らしさを取り戻して暮らせるために～入院治療を終えたY氏への環境支援」

【引用・参考文献】
1）中島紀恵子，太田喜久子，奥野茂代，水谷信子編：認知症高齢者の看護，医歯薬出版，p.61，
　　2007.
2）公益社団法人日本看護協会編：認知症ケアガイドブック，照林社，p.116，2016.
3）山口晴保編：認知症の正しい理解と包括的医療・ケアのポイント，協同医書出版社，p.169，
　　2016.
4）山上徹也，山口晴保：家族ケアに活かす認知症の非薬物療法，家族看護，21，2013.

認知症の人が社会の一員として 働いていられる社会の実現を願って

住宅型有料老人ホーム ボンセジュール聖蹟桜ヶ丘 看護師 認知症看護認定看護師 　**立川 千代子**

「生活の継続」をめざす認知症看護　実践のポイント

① 多職種と "よい関係" を築き、「看護の質」を高める

② 「継続されてきているケア」を "その人" に関心を持って確認する

③ 施設を離れる認知症の人の "希望" を確実に次に伝える

　私は "生活の場" である有料老人ホームにおいて認知症看護を実践しています。そこで「心がけていること」は多くありますが、特に上記の3点を挙げたいと思います。

　現在、2019年11月にオープンしたばかりの施設（ボンセジュール聖蹟桜ヶ丘）に所属しています。それ以前は、老人保健施設・訪問看護ステーション・有料老人ホームを経て約10年間、施設看護師として勤務してきました。本稿では、「有料老人ホームにおける認知症看護」として、これまでの介護保険施設事情も含めて述べていきます。

家庭の事情で "施設" に就職して 介護職のケアに感化される

　私は、看護学校を卒業後、病院で病棟・外来・救急外来・手術室等

■［施設の概要］住宅型有料老人ホーム ボンセジュール聖蹟桜ヶ丘 ■

［スタッフ数］	施設長1人、サービス提供責任者2人、看護師2人、介護職16人、ケアマネジャー1人　ほか
［入所定員］	76人
［平均年齢］	87.1歳　［平均要介護度］1.13（2019年12月）
［設置主体］	株式会社 ベネッセスタイル ケア

［開 設 日］　2019年11月
［所 在 地 等］
〒206-0003 東京都多摩市東寺方1-20-5
TEL：042-311-6888
https://www.benesse-style-care.co.jp/

に26年勤務し、その後、施設（有料老人ホーム）に移りました。看護師歴は36年、地域での看護師経験は訪問看護も含め10年、認知症看護認定看護師（以下：DCN）になって6年になります。

□ 「施設の看護師とは何か」も知らずに……

病院から施設に異動するきっかけは「子どもの不登校」でした。夫の単身赴任と新設病院の立ち上げに伴い、これまで以上に子どもと過ごす時間が少なくなり、そこに義母の介護が加わりました。次第に仕事も家庭も中途半端な状態となってきました。

これまでの生活を見直すために「夜勤がなく、自宅から近い職場」を探したところ、有料老人ホームの看護師の募集があり、就職しました。ですから、当時は高齢者や認知症の人への看護に対して、特別な思いや希望を持って移ったわけではありません。正直なところ、高齢者ケア施設の看護師がどのような仕事をしているのか、人員配置はどうなのかなど、何も知らない状態でのスタートでした。

□ 介護職のケアをみて、DCNをめざす

病院から前職場である施設に移り、最初は入居者30人定員の小規模有料老人ホームでした。看護師は1人配置で、朝の血糖測定からインシュリン注射、胃瘻からの栄養注入、吸引と想像以上に医療行為が多いことに驚きました。嚥下状態の悪い人やがんの終末期の人がいる中で、食事形態の変更や今後のケア・治療方針を決めなくてはならないなど、多様な状況で孤軍奮闘の日々を送りました。

施設では、認知症の入居者が8割を占めていました。一緒に働く介護職員は認知症の人にとても優しく、丁寧に対応していました。言葉のかけ方や口調、顔の表情や視線……。それらを見ていると、私は「病院勤務をしていたとき、こんなに丁寧に対応をしていただろうか？」「認知症という病気の症状や治療や検査の知識があっても、それって看護に生かされていただろうか？」と、これまでの自分自身のケア提供の姿を振り返るようになりました。そして、「認知症を知っているつもり、理解しているつもりの自分の姿」が明らかになりました。

しかし、その一方で、夜間に覚醒して排泄回数が増えた認知症の人に対して「夜、起きている」という理由だけで「睡眠薬はないですか？」と薬の力に頼ってくる介護職員もいました。それに対して、私は「薬に頼らないケアの方法」の提示ができず、「薬を使えない理由」をはっきり言うこともできません。アセスメント力のない自分を、どうしたらいいのか悩みました。

キーフレーズ

認知症を知っているつもり、理解しているつもりの自分の姿

認知症という病気の症状や治療・検査の知識があったとしても、それだけで「認知症を理解している」とはいえません。認知症の人の普段の生活について把握することは不可欠だと思います。

133

「認知症という疾患をもっと理解して、アセスメント力を学ぼう！

そうすれば目の前の入居者によりよいケアの提供ができるし、介護職員にもそれを伝えられる」と思い、私はDCNをめざしました。

DCNの教育課程では、授業でさまざまなことを学ぶごとに、施設でのケアを振り返ることができました。「何が不足していたのか？」「どんな仕組みをつくれば、それが解決できるのか？」という問題の整理をしていく時間にもなりました。

病院から高齢者ケア施設に移って 感じた環境の違い

現在、勤務している施設は「ボンセジュール聖蹟桜ヶ丘」という入居者定員76人（72室）の住宅型有料老人ホームです。

住宅型有料老人ホームは、主に食事サービスや洗濯・掃除などの「生活支援サービス」を受けられる高齢者向け施設で、元気なときから入居でき、看取りまで行います。家事負担などを減らし、安心した暮らしができるよう介護サービスを受ける場合は、ケアマネジャーと調整の上、外部の事業者と契約します。

前職場の介護付き有料老人ホームでは、ケアを担当している介護職員の知識も技術もさまざまで、30～40代の男性介護職がいることに驚きました。それまでの職場ではほとんどが女性だったからです。介護職員はいろいろな職業を経験しており、それぞれに問題の捉え方が違っていました。また、アクティビティのときに、絵を描いたり、歌や楽器を披露できたりするスタッフが多く、入居者が喜ぶ催し物ができるのは、病院勤務では経験できない環境でした。そして、入居者に対する丁寧な対応は、どの介護職員も徹底していました。現在の施設でも、介護職員はとても丁寧に入居者に接しています。

入居者の1日の生活をケアする介護職に “看護の原点” を見た

私は有料老人ホームに来て、介護職員のケアの素晴らしさに圧倒されました。そして、介護職員が行うケアの根底に“看護の原点”を見たように思いました。その点を詳しく振り返ります。

☐ 入居者の体調を言葉や行動で判断している介護職

前職場では、医療職は私1人だったため、入居者1人ひとりの状

態を詳しく把握することはなかなか難しいものがありました。そこで、介護職員に認知症の人の状態を聞くと「○○さんはよく食べているから、今日は調子がいいと思いますよ」「△△さんは変わりないですね」といった答があり、私はこれらの感覚的な観察に疑問を感じていました。そのため、当初、私は調子が悪いと感じたら、バイタルサインを測定していました。

　ところが、認知症の人は"よい関係性"が構築されていないと、バイタルサインの測定をさせてもらえないときがあります。そのようなことが重なり、「数値を見ているだけで、入居者の生活が見えていなければ役に立たない」ということがわかってきました。そして、介護職員の"日々の生活観察"が大切なものであることもわかってきました。介護職員は、普段の援助の中で、認知症の人と話す時間を大切にしています。夜勤をしているために夜の様子も知っています。介護職員の感覚的な観察と単純に思っていたものは、実は介護職員の丁寧な観察の結果なのだと感じました。

　一方、私は入居者本人を見ているつもりになっていただけで、「入居者がどんな気持ちでいるのか」「どんなときにいい状態になるのか」生活状況を知らない自分に気づかされました。

☐ すぐ薬に頼らないケア

　有料老人ホームには医師が常駐していません。そして、介護職員の中にはグループホームの勤務経験者もいました。こちらも同様に医師は常駐していない環境です。いつも医師がいるわけではなく、薬も処方さない環境にいる介護職員は、「家と同じような工夫」をしながら、入居者が生活で困ったときの援助を考えていることに驚きました。

　そんな工夫の一環で、介護職員が「薬に頼らないケア」を実践していたケースを紹介します。

[事例：Aさん／90歳代女性／要介護2／アルツハイマー型認知症]

　Aさんは、排泄状況が確認できず、食事が進まない認知症の女性。朝から機嫌が悪く、言葉をかけても怒った言葉で返答されてしまう。バイタサインを測定しようと試みても、怒ってしまって測定できない。腹部を触診しようとしても、身体に触れることができない。事実情報が得られないまま、私は「便秘が原因で今の状況になっているのでは？」と判断した。この状況では浣腸はできない。そこで医師に相談し、大腸刺激性の下剤か座薬の指示を受けた。しかし、そのときの介護職員の行動は違っていた。

キーフレーズ

数値を見ているだけで、入居者の生活が見えていなければ役に立たない

　看護師の業務に「バイタルサインの確認」は欠かせないことですが、認知症の人のケアにおいては必ず、その数値の背景にある"その人"の生活を考える必要があります。そこからが"認知症ケア"の始まりです。

Aさんは、ゼリーやあっさりした食べ物が好物であることを、介護職員は皆知っていた。「寒天ゼリーを食べてもらったらどうかな？」と提案し、事務職員が外出して寒天ゼリーを購入してきた。

そして、Aさんとよい関係性ができている介護職員が、優しく接しながら、食堂に来るように促した。テーブルは窓から外の景色がよく見え、人の出入りが気にならない絶妙な位置だった。

怒っていたAさんも顔見知りの介護職員がそばにいることで座ることができた。介護職員は言葉を交わしながら、お茶や食べものを勧めた。Aさんは最初「こんなものいらないわよ」と言うが、介護職員が「そうですか。なんで食べたくないのですか？　心配です。いつも食べるAさんが食べないなんて……」と、Aさんの顔を覗き込み、体に触れながら話す。Aさんは「そんなこと知らないわよ」と、口調はきついが、その表情は少しずつ変わってきた。

介護職員が「わかりませんよね。嫌なことを聞いてすみません」と言うと、Aさんは「そんなことないわよ」と表情がさらに柔らかくなる。続いて、介護職員がまず自らお茶を飲んで「お茶でも飲みませんか？」とAさんに勧めると、Aさんは「いらないわよ」……。

介護職員は、続けて寒天ゼリーを勧めた。

「実は娘さんから、“お母さんに”と預かっているものがあるんです、食べてみませんか？」

「何？」

「Aさんが好きなゼリーです」

と、お皿に盛りつけて提供すると……

「まあ、うれしい」と言い、Aさんはゼリーを食べ始めた。

このAさんのケースでは、「食事量が進まないこと」に対して「便秘かもしれない」というアセスメントを行い、「食物繊維の多い寒天を食べてもらおう」ということになったわけですが、その目的を果たすために、介護職員がとったAさんの「座る場所」「提供する食べものを本人の嗜好に合わせること」「目線を合わせて関わっていくケア」の提供方法に、私は目からうろこが落ちました。

Aさんの便秘の事実は、今となってははっきりしませんが、機嫌がよくないことは事実でした。認知症の人は、何かがあって気分を害しても、その“何か”を忘れてしまいます。気分を取り戻すことができない認知症の人に対して、会話を重ね、Aさんの怒り以外の気持ちを表出させながら接していく技術に、私は“介護職員の力”を実感しました。このときAさんに対応した介護職員に話を聞いてみると、技術

キーフレーズ

目線を合わせて関わっていくケア

認知症の人へのケアでは、この「目線を合わせる」ことはとても重要です。座っている人と目線を合わせるときは、自分もしっかりしゃがんで、同じ高さの目線すること。忙しいときには、なかなか難しいことかもしれませんが、その動作ひとつでよい関係性が築かれることもあります。

を理論的に学んでいるわけではありませんでした。「気分がすぐれないときや、気持ちがモヤモヤするときって、誰でもあるから」といった感じで接したと話していました。

　入居者と同じ視点で傍らに立ち、Ａさんが"食べないこと"を心配している気持ちが伝わるように穏やかな言葉で話し、"食べてほしい"気持ちをＡさんの好きなものを準備して提供する——Ａさんの性格も知った上での個別的なケアを展開していたこのケースに、私は「薬に頼らないケア——看護の原点」を感じました。

病院と施設での「看取り」の違い

■ "その人"のことをどれだけ知っているか

　有料老人ホームの役割の1つとして「看取り」も増えてきました。入居者の誰もが"安楽な死"、苦しくないように最期を迎えたいと願います。施設の看護師には、入居者が苦しくないように、介護職・医師・家族と目線を合わせながら生活支援の方法を調整していく重要な役割があります。また、介護職員には入居者のことをよく知る役割があります。

　看取りケアになると、食事量が低下していき、活動量が減っていきます。すると座ることも苦痛となり、より個別ケアが必要になっていきます。向き合って食事の援助をし、清潔を保つために身体を拭いていく——これと同じことを、私は病院勤務のときも行っていました。しかし、高齢者ケア施設では違うのです。その違いは「"その人"らしい最期を迎えるために、"その人"をどれくらい知っていたか」ということです。

■ 入居者が大切にされ、安心していられる看取りケア

　病院で患者"その人"を知る項目は、ほぼ入院時の病歴や生活歴だけですが、施設では、入居前の生活や入居後の情報がたくさん介護職員の中に詰まっています。施設の生活時間と本人が食べたい時間が合わなくなると調整し、好きな食べ物を好きなときに食べられるように家族に協力してもらって食べられる環境づくりをします。

　介護職員は会話を交わしながら、「食べてみませんか？」「昔、こんなの○○で食べましたね」「息子さんがよく買ってきてくれましたね」など多くの言葉がけをします。言葉での返事は返ってきませんが、表情は柔らかく、時々うなずく状況がありました。それを見たとき、私

キーフレーズ

"その人"らしい最期を迎えるために、"その人"をどれくらい知っていたか

　これは、私が認知症の人のケアで最も大切に思っていることです。常に生活を支えている介護職ほどの時間を、看護師はとれませんが、この"意識"は常に持っていなければならないと思います。

キーフレーズ

ここには医療機器も点滴もない、自然な形で人の温もりがある

　高齢者ケア施設での日常は、やはり一度は“自分の目”で見ていただければと思っています。たとえ、病気をもっている入居者でも、施設にいれば“患者”から“生活者”になります。その変化は直接見なければわからないと感じています。

は「ここには医療機器も点滴もない、自然な形で人の温もりがある」と思いました。

　施設では、洋服も普段の生活のように着替えます。病院のように1日中、パジャマでは過ごしません。看取りケアに入った入居者にも、介護職員は「この洋服を好んで着ていましたよね」「これは娘さんが誕生日のときに買ってくれた洋服ですね」など、洋服にまつわるエピソードや“その人”のこだわりをよく知っています。また、新聞を毎日購読していた入居者の看取りのときは、「今日はこんなことが書いてありますよ」と記事を代読するなど、介護職員は入居者の“今までの生活”を代行していました。

　入居者が淋しくならないように、写真を見えるところに置き、なるべく1人になる時間を少なくするような工夫をし、施設に来た家族には一緒に清拭を手伝っていただくなど、「今できる最大限のケア」を施設全体で考えて支援していました。

　これは、病院と施設では機能が違うとか、病気がある、なしということではないのです。「1人の人間が大切にされ、さらに介護を受ける側も安心していられる看取りケア」ができる施設に、私は最大の醍醐味を感じるようになりました。

　亡くなられた入居者の家族が、お葬式の場所で「母の家族です」と施設の介護職員を参列者に紹介したエピソードを聞いたとき、私は自分の職場の介護職員を誇りに思いました。

高齢者ケア施設における看護師の役割

　高齢者の支援をしていくときに、私が知っている対象者の見えているのはごく一部分であり、その一面だけでその人を決めつけないように、いつも心がけています。それを基本にDCNとして、施設の職員にどのように関わっているのかを紹介します。

☐ 認知症ケアは“自分のケアを映す鏡”

　施設の介護職員は、流動的に入れ替わっていきます。いつも同じ志を持った人がいるわけではありません。ときには、「この人はいつも淋しいからコールしている（めんどうな人）」や「この人は（認知症だから）怒りっぽい」など、ラベリングする介護職員に出会うこともあります。そのとき私は「“淋しい”と、本当に本人が言っていましたか？」「淋しいと感じるようなケアをしているのかも？」と、介護職員へ投げかけ、事実情報をしっかり捉えるように説明しています。

また、「怒りっぽい人」と判断している介護職員に対しては、「認知症の人は、認知機能は低下しても感情機能は衰えません。何か怒ってしまうようなケアをしていませんか？」と問いかけます。

　認知症ケアは“自分のケアを映す鏡”と、私は思っています。言葉かけが相手に届かない場合や、相手に受け入れてもらえない場合、ケアの結果がそのまま自分に返ってきます。そうならないために、いつも事実を正確に捉え、その背景には何があるのか、その理由を探し続けていくようにしています。

[事例：Bさん／80歳代女性／要介護3／認知症疑い]

　Bさんは、いつも施設のスタッフステーション近くの椅子で傾眠している。夜も自室のベッドでは休まず、ステーション近くのソファで休んでいた。夕方には、各部屋をのぞきながら、入り口のドアを閉めて歩いている姿が日課となっていた。施設のケアマネジャーは「この状況でいいのか」と疑問を持っていた。

　私は「Bさんがスタッフのいるステーション近くから離れないのは、何か理由があるのでは？」と思い、相談員に「Bさんが施設に来た背景」を聞いた。すると、「1人暮らしは危険」と感じた甥がBさんに承諾を得ないまま、施設入居になったことがわかった。

　その後、Bさんは大声で「帰る」「帰る」と叫んで、暴力をふるうようになり、抗精神病薬を投与されて「帰る」発言はなくなり、目が覚めると「ご飯はまだ？」「ご飯ちょうだい」と同じ言葉を繰り返すようになったという経過だった。

　必要な薬かどうかを検討した上で、医師に相談し、減薬が始まった。同時に、ケアマネジャーが中心となり、Bさんのケア方法について毎週カンファレンスを行い、声かけの具体的な方法や、関わる時間を増やして会話を重ねていくケアの方向性が決まった。

　減薬とケア方法の変更からBさんの表情は変化していった。傾眠がなくなり、テレビを見るようになり、単語の羅列での会話が文章での会話に変化していった。ある日、テレビで歌番組を見ていたBさんは「私、この歌、嫌い」と伝えてきた。悲しい歌で、Bさんの目には涙が浮かんでいた。

　このようにBさんは感情がしっかり現れるほど回復してきました。そして、会話が可能になると、「私のこと、みんな、嫌いでしょう？」と質問されるのです。「どうして嫌いだと思うのですか？」と問い返すと「みんな、私と口を利かないから」と返答。衝撃な言葉でした。

キーフレーズ
事実を正確に捉え、その背景には何があるのか、その理由を探し続けて

　これは、自分のことを正確に伝えられない認知症の人においては、特に心しておきたいことだと考えています。まず、「事実を正確に捉えない」と、その背景を推測することもできません。そこには“看護師の思い込み”は必要ありません。

Ｂさんがステーション近くで休む理由は、孤立感を深めていたために、スタッフの姿が目に見えて安心でき、声をかけてもらうことを望んで、部屋には帰りたくなかったのでは？　と推測しました。

病院から受け取ったＢさんの診療情報提供書には「認知症」と記載されていましたが、詳しいことは何も書かれていませんでした。しかし、長谷川式簡易知能評価スケールでは23点あり、「認知症の疑いあり」とされる20点以下ではなかったのです。

ケアマネジャーの「これでいいのか？」の疑問と「ステーションを離れないのは何か理由があるのでは」という私の問いかけから始まったＢさんのケア方針の見直しでしたが、もっと「事実」を正確に捉える努力をしておくべきだったケースでした。

■ 「センター方式」の活用で介護・看護ともに成長していく

DCNになって6年、認知症ケアで困難なケースを相談されることも増えました。社内では「センター方式」の活用を2011年から始めており、介護職員が認知症の知識や情報を収集するための方法を、どこの施設でも統一できるようにしています。

「センター方式」（180ページの「キーフレーズ」参照）では、起きている現象を認知症の本人の視点で考えるように教育を進めます。ケアの困難なケースを相談されるときも、このセンター方式の用紙を使えば、認知症の人の表情、言葉やそのやりとりが文字となって、認知症の人の困りごとが見えてくるようになります。

私はDCNとして、困っている介護職員の気持ちも受け止めながら、認知症の人の置かれている現状から本人の気持ちを代弁しています。具体的には、「認知症の人は、このとき、どのような気持ちでいるのでしょうね？」という問いかけをよくします。すると、「認知症ケア＝本人本位の視点で考える」ことで少しずつ変化しています。さらに、DCNによる病気の症状を追加することで、目の前の現象が起きている理由を理解できるようになり、介護・看護ともにケアの方法を考えやすくなっていると感じます。

目の前で起きている現象をなんとかしたい思いで私はDCNになりました。日々の経験は年を追うごとに変化して、より高みをめざしていると実感します。

それは、一緒に働く介護職員の観察力、入居者への真摯な姿をはじめ、多職種とのよい関係が、私の気持ちを後押してくれているからだと思っています。

＊病院にいた頃の自分に伝えたいこと

　病院勤務をしていた頃の自分は、病気の症状や検査データだけを見ていて、患者 "その人" を理解することが不足していました。どんな生活をして、どんなこだわりを持っているのか、そして、その患者の "今" しか見ないで、全て理解しているつもりになっていました。患者は病気を持っているけれども "1人の人間" であることは、健常な人と変わりません。生きてきた歴史や人間性、個々のこだわりを知り、「尊重されている感覚」を相手に感じてもらえるケアを行いたかったと、今では思います。しかし、これは施設と病院の両方を経験したからこそわかったことです。

認知症の人は「環境」が変化するとき十分に気をつける

　入居者は「自宅から病院」「病院から施設」「施設から自宅」というように、横断的に移動していきます。そのため、新しい入居者には「この人は以前の施設では、どのようなことを大事にケアされてきたのか」「継続しなければならないケアは何なのか」などを、"その人" に関心を持って確認していくことが必要だと思います。

　特に、認知症の人にとって「環境」の変化は、せん妄状態を引き起こしやすい状況となります。救急車で搬送されるケースは、最も注意しなければなりません。

　救急搬送の場合は、病院に行った後に「治療の継続を望むのか、中断して施設に戻るのか」を本人や家族と一緒に話し合うケースがあります。本人にとって、どれが最良の状態になるかの検討を重ねていきますが、高齢者にとって、必ずしも「治療が最良」となるわけではないことを、Cさんのケースで経験しました。

［事例：Cさん／90歳代男性／要介護1／脳血管性認知症］

　Cさんは高血圧、心筋梗塞の既往があり、腎機能が低下していたが、日常生活は支障のない状態だった。ところが、夜中にトイレに行こうとして転倒し、救急搬送になった。診断は、左大腿部頸部骨折で、手術の予定が組まれたが、腎機能が悪いため腎臓の治療を先行することになった。

　面会に行くと、Cさんは体幹抑制されており、ミトンもつけられて

キーフレーズ

「継続しなければならないケアは何なのか」などを、"その人" に関心を持って確認していく

　今、地域の高齢者ケア施設にいる看護師として、常に問題意識を持っていることが「生活の継続」を可能とするケアです。そして、それは "その人" に関心を持ち続けることで見えてくるものだと思います。

いた。興奮した目で、ミトンを外そうとして体を動かしていた。そこには、わずか5日前に見たCさんのにこやかな表情はなかった。Cさんは「これを取ってくれ」「ホームに帰してくれ」と懇願し、「もう治療せんでえー」と言うが、「歩けるようになるために、手術する予定になっています」と伝えるしかなかった。

　Cさんは「もう歩けなくなってもいい。ホームに帰りたい」とはっきり意思を示したので、家族にも伝え、医師にも相談したが、話し合いが持たれることはなかった。

　その後、腎不全・心不全を起こして、Cさんは入院後、2週間で亡くなった。

　Cさんが「帰してくれ」と話された入院5日目の面会のとき、もう1回、医師や家族との話し合いの場を設けるべきだったと痛感しました。「高齢者には"待ったはなし"にことを進める必要性」を実感したケースでした。

DCNとして取り組んでいきたいこと

　今、有料老人ホームで生活している認知症の人も、施設を離れることがあります。離れる理由はさまざまですが、移った先でも継続したケアを続けるために、「ホームで過ごした生活」をしっかり伝えていかなければなりません。そのときは「どんな生活を本人が希望されているか？」「医療者の視点で身体面の援助をどのようにしていたのか？」の2点が重要な伝達のポイントと考えています。

　認知症の人は「何もできない人」「わからない人」というレッテルを貼られて、自分のことを自分で決める機会まで奪われることがあります。他の病気で、このようなことが起きているでしょうか？　認知症の症状は外から見えないがゆえに、正しい病気の理解が必要であると思います。そのために、DCNとしては、「認知症の人は何もできない人ではない」ということを伝える仲間を、地道に増やしていければと思います。社会は常に変わります。10年後には、認知症の人が社会の一員として働いていられる社会になってほしいと願っています。

地域のあらゆる資源で可能な
"認知症の人" への看護

利用者はもちろん職員も 笑顔でいられる施設をめざして

サンホープケアヴィレッジ・ソレイユ／フルール
看護師長／認知症看護認定看護師 **加藤 加代子**

「生活の継続」をめざす認知症看護　実践のポイント

① 認知症の人の行動を "本人の立場で考えた言葉" に言い換えて伝える

② 認知症の人が "何を思って行動したか" を必ず尋ねる

③ 本人のやりたいことができる "居心地のいい空間" をつくる

認知症看護認定看護師（以下：DCN）のうち病院以外で働く DCN は数少なく、私はその中でも特に少数派の「ショートステイ」と「グループホーム」に所属しています。

本稿では、特別養護老人ホームなどの施設よりも、より在宅に近い場で心がけている「認知症看護のポイント」として、特に上記の3点を挙げたいと思います。

"地域" に飛び出して知った 「本当に看護を必要としている人」

私は所属法人の特別養護老人ホームに併設されているショートステイ「サンホープケアヴィレッジ・ソレイユ」とグループホーム「サンホープケアヴィレッジ・フルール」の看護師長を兼務しています。

■ ［施設の概要］サンホープケアヴィレッジ・ソレイユ（ショートステイ）■

［スタッフ数］	看護師5人、介護職15人、相談員1人、事務員2人 ほか
［入所定員］	40人
［平均年齢］	86.62歳　［平均要介護度］3.12 (2019年8月)
［設置主体］	医療法人 日望会

［開 設 日］　2005年12月
［所 在 地 等］
〒379-2311 群馬県みどり市笠懸町阿左美500-1
TEL：0277-70-7200
https://sunhope.or.jp/publics/index/52/

グループホームは1ユニットで利用者9人、ショートステイは4ユニットで40床です。看護師歴は24年、施設での看護師経験は18年、DCNになって2年になります。

■ 本当の意味で"看護を必要としている人"を看護したい

私は看護学校を卒業後、急性期病院に就職し、循環器内科・胸部外科・外科の混合病棟などに勤務していました。その頃から「慢性疾患で自己管理ができずに繰り返し入院してくる高齢者」が気になり、在宅での看護に興味を持っていました。

1999年、介護保険制度が施行される前年に、私は脳外科病棟に異動となりました。その病棟では、社会的入院で長期療養している患者が多かったので、治療が終了し、状態の安定している人は、介護保険制度が施行されると、今後、病院ではない場所で療養・生活をしなければなりません。私は「この患者さんたちは、施設か在宅へ移行しなければならない。家族も高齢だし、これからどうなるのか……」と不安を抱いていました。

そして、「本当の意味で"看護を必要としている人"は病院ではない場所にいるのではないか」と感じ、「地域で看護をしてみたい」と思うようになりました。

1年後、家庭の事情もあり、総合病院を退職して介護老人保健施設（以下：老健）を併設している医療センターに就職しました。

■ 地域のさまざまな関係者と連携する大切さを知る

医療センターでは、老健での看護と在宅介護支援センターの立ち上げに関わりました。その後、居宅介護支援事業所にケアマネジャーとしてパートで勤務しながら、訪問看護の手伝いもしました。

在宅介護支援センターでは、地域の高齢者の実態把握のために65歳以上の独居・高齢者世帯を訪問しました。そこで、地域で暮らしている認知症の人と家族の生活を目の当たりにし、家族や本人の意向、経済的な問題、生活背景等が要因となって、スムーズに介護サービスが導入できなかったり、施設入所に時間がかかったりするケースに多く出会いました。

また、民生委員や行政の福祉課職員と一緒に解決しなくてはならないこともたくさんあり、「病院にいたら知ることができなかったこと」をたくさん学びました。

そして、民生委員の会議に参加して困難事例への介入や相談に対応することもあり、一看護師の力や思いだけでは何も解決できないため、

キーフレーズ

本当の意味で"看護を必要としている人"は病院ではない場所にいるのではないか

病院での看護は主に「診療の補助」になりますが、看護には「療養上の世話」というもう1つの大きな役割があります。それは"生活の場"にあり、看護師を待っている人がいるのだと、私は気づくことができたように思います。

いろいろな立場の人たちと連携することの大切さを学びました。

□ 「根拠のある認知症ケア」を学びたい！

2010年、私は現在の職場である医療法人日望会に入職しました。日望会は群馬県みどり市で、病院・老健のほかにデイサービス・ショートステイ・グループホーム・訪問看護ステーション・サービス付き高齢者向け住宅なども運営する総合医療福祉法人です。

ここで、私は認知症の利用者が大半を占める施設で、生活に困惑している認知症の人の対応に職員が振りまわされ、疲弊している実態を目にし、自分自身も経験しました。

2016年、群馬県内で初めて、高崎健康福祉大学に「認知症看護認定看護師教育課程」が開設されることを知りました。「根拠のある認知症ケアを学び、そのケアを施設で提供し、同時に職員にやりがいを感じてもらえる職場にしたい」と思い、教育課程に進みました。

職員が利用者の生活に密着する「ショートステイ」と「グループホーム」

2011年に私は、ショートステイとグループホームの看護師長を兼務するようになりました。それぞれの職場について簡単に説明します。

□ 「ショートステイ」でトイレの自立ができる利用者も

ショートステイの利用者の平均要介護度は3.12です。看護職は常勤3人、パート2人、介護職は常勤12人、パート3人、そして相談員1人と事務員2人です。事務員は、事務所に来て「家に帰りたい！」という利用者の話をよく聞いてくれています。

それから、栄養士が週2回出勤して、利用者の食事の相談や要望を聞きながら、グループホームとショートステイの手づくりおやつを月に4回提供しています。

ショートステイは、家族の介護負担軽減のための定期利用や、主介護者が体調を崩して介護できない期間を緊急フォローするため、そして特別養護老人ホーム（以下：特養）に入居できるまでの利用が主です。時々、台風が近づくと避難のために利用する人もいます。

利用期間は1泊2日〜数カ月とさまざまです。全室個室でトイレ・テレビ・洗面台・クローゼットが設置されています。「部屋にトイレがついていること」「BSが全室で見られること」の2点は好評です。BSは利用者からの要望が多かったため、3年かけて予算をとって全

室のテレビを入れ替えていきました。

　ショートステイ施設は、1ユニットごとにケアが完結するつくりが多いと思いますが、「ソレイユ」ではユニットの入口が開放されているため、利用者の行き来は自由で、歩き放題です。中には「あの人は違うユニットでしょ！」と言ってくる利用者もいますが……。

　各部屋にトイレがあるため、自宅ではポータブルトイレや尿器を使用している人でも、椅子やベッドの位置を工夫してトイレまでの動線をつくり、安全に移動できるよう環境を整えると、ショートステイの利用中は自立する人もいます。ただし、目の前にトイレがあるため、転倒リスクが高いようにも感じています。そのため、利用前の契約時には「転倒リスク」については家族やケアマネジャーに十分説明の上、納得して利用していただきます。もちろん、ショート利用時には安全に過ごせるようケアの工夫や見守りを行うことが前提です。しかし、転倒リスクの説明をすると「転倒しては困る」となって、利用に至らないケースもあります。

■「グループホーム」では利用者と職員一緒の作業も多い

　グループホームの入居者は軽介助の人がほとんどで、医療的介入が必要な人は、2019年11月現在、入居していません。「認知症」と診断された要支援2以上の人が対象で、平均要介護度は2.13です。

　グループホームは地域密着型の施設ですので、施設のある市町村に住民票のある人が入居の条件ですが、特例で隣市から入所している人も数人います。職員は介護職7人で利用者の生活支援をしています。日常生活では、買い物・掃除・洗濯・ゴミ捨てなど、利用者の意向などを鑑み、役割分担を決めて職員と利用者が一緒に行います。

　食事は法人の老健施設内にある厨房でつくっていますが、白米はグループホーム内の台所で炊飯し、おかずは入居者と一緒に盛り付けをしています。配膳やお茶入れも職員の見守りの下で、利用者が行っています。月に数回、職員が手づくりの昼食をつくるときは台所での調理でできそうなことを、また、おやつの材料を買い出しに行くときなども一緒に行います。

病院ではまず出会えない3つのシーン

　私は総合病院から老健に来て、初めて"生活の場"での看護を経験しました。当初、病院という環境の場では考えもしないようなことに出会いました。そのうち3つのことを紹介します。

キーフレーズ

役割分担を決めて職員と利用者が一緒に行う

　ここでいう「職員と利用者」は、病院では「看護師と患者」になると思いますが、果たして病院で看護師と患者が「一緒」にやることはどれだけあるでしょうか？「その人が生活する力を引き出す」という看護のやりがいは、一緒に取り組むことで生まれてきます。

〈突然、床にダイブした利用者〉

　1つめは、とても衝撃的だった事件です。それは、私が老健に勤務して数日経ったときの朝の申し送りで起こりました。

　転倒のリスクのある利用者を夜間、ステーション前で見守りをしながら様子を見ていました。その人が申し送りのときに、突然、ベッド上に立ち上がり、まるでプールに飛び込むように床に落ちたのです。そして救急搬送され、大腿骨骨折で入院となりました。

　その人の基礎疾患や認知症があったかどうかは覚えていませんが、「抑制をしないでケアをするというのは、こういうことか……夜勤をするのは怖い！」と感じた事件です。

〈自己抜去で嚥下訓練をする利用者〉

　2つめは、週1くらいの頻度で経鼻経管栄養のチューブを自己抜去してしまう人のことです。まず、自己抜去されても、職員は「また抜かれちゃいました〜。やっぱり、チューブ入れているのは気持ち悪いよね〜」と、病院と違って、実におおらかに対応していました。

　私が老健を辞めた後に聞いたことですが、その人は自己抜去を繰り返し、チューブを頻回に入れ替えていたら、そのうちに経口摂取できるようになったとのことでした。チューブを入れることが、嚥下訓練になっていたのでしょうか……。

〈車いすに固定されていても転倒する利用者〉

　3つめは、転倒を繰り返しているために、やむを得ず、車いすに座ったときに安全ベルトを使用していた利用者です。足でこいで、「自由に移動できているな」と思っていたら、ある日、柱につかまり、バランスが崩れて、車いすごと横に転倒してしまったのです。

　私は「抑制していれば転倒することはない」と思っていたので、「抑制をしてもリスクは起こるものだ」と初めて知りました。

利用者がとった行動を　利用者の立場に立って考える

　私が認知症看護を学んだ高崎健康福祉大学の認定看護師教育課程1期生は、「尊厳の保持」「その人らしさを大切にする」「代弁者になる」「生活者として捉える」「できる能力を伸ばす」を、"めざすべき認知症看護"として、目標に掲げていました。教育課程を修了してから、私はその中でも特に生活障害に混乱している認知症の人の代弁者となれるようにと思っています。

　DCNになる前、私は利用者に「私の話を聞く気がないでしょう？」

キーフレーズ

病院と違って、実におおらかに対応

これは私も老健に来て初めて見た光景でした。いわゆる「病院の常識」では考えられないことですが、ぜひ、病院看護師には施設の現場で確かめていただきたいことです。

「あなたはいつも嘘ばっかり言う、ごまかしてる」「私の話を聞いてるの！」と言われたことがありました。教育課程での学びの中で、このときの私は、実際には"できていない"のに「傾聴する」「寄り添う」ということを簡単に言葉にしていたなと思いました。

　今、施設の職員から「利用者に困った行動があった」と申し送りや報告があったときには、そのときの状況をよく聞き出して、「利用者がとった行動を利用者の立場に立って考えた言葉」に言い換えて伝えるように心がけています。

［事例：Ａさん／90歳代女性／要介護4／レビー小体型認知症］

　Ａさんが夜間にオムツをずらし、ベッド上で排尿をしてしまった。Ａさんに理由を聴いた職員が、私に報告をしたが、夕方の忙しい時間ということもあって気持ちに余裕がないのか、少し怒り気味に「もう！　Ａさんは寝る前にもトイレに行っていたんですよ。しかも、パンツをずらしていたから、おしっこが全部シーツに！　忙しいのにシーツ交換だよ！」とまくしたてる。

　理由を聞いたら、その職員は「Ａさんが『神様に、ここでしていいって言われた』って言うんだよ、まったくー」とのこと。私は思わず笑ってしまった。職員はトイレ誘導をして、さらに部屋の前を通るたびに様子を確認したのに、Ａさんは布団の下で、そっと気づかれることなく、神様のお告げを実行したのだ。

　「笑いごとじゃないよ！」と職員に言われたが、「お告げじゃしょうがないね。あなたが夜勤に来るときに変な神様を連れてきちゃったんじゃないの？　お祓いでもしとく？」と返すと、その職員もクスッと笑ってくれた。

　Ａさんのケースは一例ですが、私は「出来事をポジティブに考えられるように言い方を変えて職員に伝え、そして、起こった事象だけでなく、認知症の人が"何を思って行動したか"を必ず聞くように、繰り返し施設の職員に問いかけています。

　何度もそれを伝えているせいか、最近は「そのときの認知症の人の思い」をしっかり聴き、理由も報告してくれます。認知症の人の口からは理由がわからず、関わった職員がそのときの状況から認知症の人の思いを推測するしかない場合もありますが、「理由を探らないと困りごとの解決方法は見つからない」のです。それでは、認知症の人も職員も困ったままです。

キーフレーズ

利用者がとった行動を利用者の立場に立って考えた言葉

　とても難しく、私もまだまだ努力していることです。利用者がとった行動を看護師が"自分"の考え方で捉えるのではなく、「利用者はこうしたかったのだろう」という意識を持って、"利用者の言葉"で代弁することはとても大切です。

第4章

報告1　サンホープケアヴィレッジ・ソレイユ／フルール

「生活」のさまざまなシーンを体感することの重要性

　高齢者は複数の疾患を持っている人が多いので、"看護師"としてはどうしても「管理したい」と思ってしまいます。しかし、"生活の場"である施設では、利用者の生活習慣や意向を尊重して支援する必要があります。そのときに特に重要なのが、「利用者が現在の暮らしを継続できること」です。そのためには、日常の生活に密着して、早めに利用者の変化に気づき、入院しなくてすむようなケアをしていくことが大切です。

■ ショートステイでは「利用者のそのままの生活」を継続する

　ショートステイでは、洗濯物を干したり、たたんだり、テーブルを拭いたりなど、利用者にもできそうな作業は、利用者の意向を確認してから職員が一緒に行うようにしています。

　また、気分転換にもなるため職員が付き添えるときは建物の外へ出る時間をつくるようにしています。気候のよい時期は庭で体操やレクリエーションを行い、お茶を提供することもあります。当施設では、ショートステイとグループホームの共有の庭が2カ所あり、そこには柿やイチジクの木、ブドウ（巨峰）の棚があって、毎年両施設で収穫を楽しみ、美味しくいただいています。

　裏庭の畑ではジャガイモ・サツマイモ・トウモロコシ・ゴーヤ・南瓜などの野菜も育てています。収穫時には昔、農業をしていた利用者は、生き生きした表情をしながら職員に指示し、手際よく作業をこなしていきます。とれた野菜はおやつにして出しますが、こった手づくりおやつより好評です。

キーフレーズ

自宅での習慣などを考慮したケア

　ショートステイの利用者は普段の生活は"自宅"ですから、この視点はとても重要と考えています。本人だけでなく、家族からも普段の生活について情報収集することを心がけています。

　そして、ショートステイの利用中はなるべく「自宅での習慣などを考慮したケア」を行いたいと心がけています。例えば、禁止している施設が多いと思いますが、タバコ・お酒はOKです。日勤者の勤務中であれば、中庭に灰皿を準備して、必要な人は付き添って煙草を吸っています。ただし、最近は喫煙する人はほとんど利用がありません。また、就寝前に飲酒希望のある人にも職員がお酒を預かって飲む分だけ提供しています。さらに、酒量をしっかり管理できる人は、本人管理としています。

■ グループホームにおける行き過ぎたケアに注意する

　一方、グループホームは認知症の人が少人数（最高で1ユニット9

人）で、職員の支援を受けながら共同生活を営むことにより、その人らしい生活を支えていく場所です。しかし、"その人"らしさを勘違いしてしまうこともあります。

［事例：Bさん／80歳代女性／要介護3／認知症］

Bさんは、ショートステイの長期利用をしていて、最近、グループホームに移って生活を始めた。「認知症」という診断書が出ているが、確定診断はされていない。

入所して7カ月後、往診時に採血すると5.9だったHbA1cの数値が8.2まで上がっており、医師から食事内容について指摘された。グループホームでは食事はみんな同じものを提供しているため、Bさんの間食でどんなものを提供しているのか職員に確認したところ、10時のお茶の時間に2種類のお茶菓子を提供し、紅茶やコーヒーのときはスプーン2杯の砂糖を入れていた。しかし、これはBさん本人が希望したものではなく、「高齢者は甘いものが好きだ」と考えた職員の判断だった。Bさんの既往に糖尿病があることへの意識が薄く、7カ月間に体重が増加していたことにも気づかなかった。

利用者に美味しく食べていただくことは必要ですが、病気が悪化することは避けなくてはなりません。Bさんが薬を増やさなくて済むように、さっそく家族に状況を報告し、10時のお茶菓子の提供はやめ、甘いおやつを提供するときは飲み物に砂糖は入れないことにしました。そして、1年後、BさんのHbA1cの数値は6.5に下がりました。

☐ 利用者のやりたいことを実現すると施設全員が満足する

グループホームでは、数年前に施設の目標として「利用者1人ひとりのやりたいことを、職員が1人ずつ付き添い、かなえる」を掲げ、実施したことがありました。

「釣り」が趣味だった人には、釣り堀へ行って釣った魚を食べる。「カラオケ」が好きだった人には、カラオケボックスに職員や数人の利用者仲間と一緒に出かけ、カラオケを楽しむ。元気な頃に競艇を楽しんでいた人は、家族と一緒に外出して競艇場に行きました。

その人は車いすで、グループホームにいるときは、じっとしていることが多かったのですが、競艇場へ行くと目が輝き出し、券を買って楽しんでいたそうです。娘さんとも貴重な時間を過ごせたようでした。職員もいつもと違う笑顔を見ることができうれしかったようで、競艇場に連れていったときの実施内容を、きらきらした目で報告してくれ

キーフレーズ

利用者1人ひとりのやりたいことを、職員が1人ずつ付き添い、かなえる

これは1ユニット9人というこぢんまりとしたグループホームだからこそできるケアかもしれません。しかし、「本人に喜んでもらいたい」という視点は大切にしたいものです。その効果は抜群で、利用者の生き生きとした姿を見ると、職員も元気が出ます。

ました。

ほかにも、利用者の願いは「うどんを打って皆にふるまいたい」「自分の食べたい料理をしたい」「みんなと楽しめる場所に出かけたい」「特に希望はないが、温泉によく行っていた」と、自宅で生活していたら普通にしていたことです。それでも、これらは職員の企画した行事より、利用者・職員ともにお互い満足度ははるかに高いのです。大きな希望のためにかなえられませんでしたが、「息子に会いにアメリカに行きたい」という人もいました。

■ 利用者が地域とつながる「赤城サロン」への参加

当施設では、「地域交流」として、老人会主催の「赤城サロン」（介護予防事業）に毎月参加をしています。地域に出ていくと、施設の中にいるときと違った利用者の表情を見ることができます。

あまり見かけない人たちとの交流はやや緊張のためか、いつになくしっかりと受け答えし、栄養士や歯科衛生士の話を配布された資料を見ながら真剣に耳を傾けて勉強をしています。職員がそばで説明をしていかないと集中できない人もいますが、歌や介護予防体操のときは生き生きとしています。

地域の行事に参加するようになってから、公民館のトイレを車いすのまま入れるよう改修していただきました。地区の人の配慮に感謝です。施設のある地区は、運動会・納涼祭・清掃活動などに子どもからお年寄りまで皆が積極的に参加していて、地域住民のつながりが強いと感じています。そのような地域性もあって、グループホームの利用者も温かく迎え入れてくれています。

入院で変化する利用者を見て思うこと

入院中は“治療”が優先されるため安静を強いられる時間が多く、他者との交流も少ない刺激のない日常になることが一般的ではないでしょうか。

その点で、退院時のADL低下は仕方がないときもありますが、「せめて“その人らしさ”がなくならないようなケアを病院でしてほしい」と感じた事例を紹介します。

［事例：Cさん／90歳代男性／要介護3／認知症］

Cさんには同居家族がいるが、全員仕事をしており、日中は独りになってしまう。そして、暑さ寒さに関係なく、屋外で庭仕事などをし

キーフレーズ

“その人らしさ”がなくならないようなケアを病院でしてほしい

入院している期間が短くなっている今の病院では、なかなか患者と話をする時間が持てないかもしれませんが、“その人らしさ”を知るためには、患者と話をする必要があります。ほんの少しの会話でも、“その人”の気持ちがつかめるときもあるので、ぜひ話をする時間をつくってください。

てしまうため、体調管理のため、夏と冬の2～3カ月、平日は毎日デイサービス、週末は3日泊のショートステイを利用していた。移動は独歩でトイレには自分で行っていたが、ときどき失禁があった。

長期利用開始前に、Cさんに初期の胃がんが見つかり、内視鏡で胃切除術を行った。腸が炎症を起こしていたため、炎症が治まってからの胃切除術となり、入院期間は2カ月になった。

退院前には筋力低下が見られ、歩こうとしても立ち上がりでふらつき、歩行時は付き添いが必要になり、体調によっては車いす使用が必要な状態になっていた。そこで、もともと予定になっていたため、自宅へは戻らず、直接ショートステイ入所となった。

Cさんは、入院前は同じ話を繰り返したり、他の利用者の気になる行動に大きな声を出したり、紙類や職員が使うグローブを収集したり、活発なほうだったが、退院後はボーッとしていることが多く、表情も乏しくなった。自ら日常会話をすることがなくなり、職員が話しかけると返答するくらいで、収集癖もなくなった。

Cさんは、胃切除をしてから食事摂取量も減り、下痢が続いていました。そのため、体力・気力が低下していたことも原因として考えられますが、すっかり "Cさんらしさ" はなくなってしまいました。

■ たった2日間の入院でも変わってしまう……

Cさんは腸の炎症があったため、入院期間が1カ月ありましたが、最近は短期間で退院をしてくるケースが多くなりました。膀胱脱の手術を受けた利用者Dさんは術前から入院し、当初は「10日くらいの入院」と言われていたのに、手術した当日のみの入院で翌日には退院してきました。

これはDさんが入院1日目に夜間眠らず、院内を歩き回るため看護師が付き添うことになり、産婦人科ということもあって入院での対応が難しいという理由でした。結果、必要な消毒や診察に定期的に通うこととなり、異常があった場合は病棟看護師に報告をすれば対応してくれるとのことでしたが、施設の職員は不安でいっぱいでした。

今、Dさんは発熱や出血があったときに病院に連絡をとって指示をいただくことでトラブルなく経過しています。「病院と連携をとって施設での不安を解消できれば長期入院をしなくても大丈夫なんだ」と思えた事例でした。ただし、Dさんは2日間の入院でしたが、手術後は顔つきが変わり（麻酔の影響もあるかもしれません）、落ち着きがなくなって、元に戻るまで1週間くらいかかりました。

■ 入院中の患者の名前を呼んで声をかけてくれるだけでいい

病院では治療をする上で、ある程度の抑制は仕方がないとは思います。しかし、食事に集中しているときや、誰かそばにいて安全の確保ができるときは、短い時間でもいいので抑制を外す時間をつくってほしいと思います。

また、認知症の人の場合、記憶障害・見当識障害がありますが、「この人は話してもわからない」と思わず、今、起こっていることをその都度"わかる言葉"で伝えてほしいと思います。Dさんの退院時、入所受け入れ前に状態確認に行くと、ナースステーションで看護師がパソコンで作業している隣に、車いすに乗ったまま安全ベルトをつけた数人の患者がいる場面を見かけました。さらに何人もの職員が、車いすの患者たちの近くを素通りしていきます。

処置やケアの時間以外でも、患者のそばを通ったときには必ずその人の名前を呼んで声をかけてほしいと思います。病院という知らない場所で、知らない人ばかりいるところで、自分の名前を呼んで心配してくれる人がいると思うだけで安心するし、うれしいと思いませんか？

キーフレーズ

必ずその人の名前を呼んで声をかけてほしい

もし、時間がなくて、話をすることができなくても、ちょっとした瞬間に「○○さん、△△ですね」と名前を呼んでみてください。看護師の声かけは患者の笑顔や元気を引き出すはずです。

DCNとして取り組んでいきたいこと

利用者のEさんは、ショートステイを利用するたびに「これでは"かごの鳥"だ」と言います。Eさんは自転車に乗って、ほぼ毎日競艇場へ通い、自宅にいるときは敷地内の納屋で延々と作業をしている「じっとしていることがない人」のようです。

利用者のFさんも「仕事をしないから飯はいらない」「畑をするから帰る」「庭の草をむしる」と言って、いつも出口を探して歩き回っています。Fさんは自宅にいたときは好きな時間に寝て、作業を好きなだけしていたようです。家族もFさんのペースを大切にしていましたが、難聴が強くなってコミュニケーションがうまくいかず、Fさんは怒ることが多くなりました。そして在宅生活が困難となり、ショートステイを利用しています。

EさんもFさんも、施設の中を自由に歩きまわって「自分のペースで過ごせている」と、私たちスタッフは思っていますが、それぞれの生活背景を考えると「施設での生活は不自由」なのです。"その人"にとっての当たり前の生活を送ることができないのです。

お茶が飲みたくて、ポットからお湯を出そうとすると「危ないから

＊病院にいた頃の自分に伝えたいこと

　私が病院に勤務していた頃は、今ほど患者に認知症の人の割合が多くはありませんでした。ただ、転倒のリスクがある患者には安全ベルトをし、点滴を抜いてしまう患者には四肢の抑制をし、術後のための安静が守れない患者には体幹抑制をしていました。業務を時間内に終わらせたいため、困った行動をする患者にイライラしていました。そして、つじつまの合わないことを言う患者には「この人には話してもわからない」と思って、黙ってケアをしていたように思います。しかし、今なら思います。「本当に困っているのは認知症の人 “本人”」だと。

　「“わからない人” と思わないで “思い” を聴いて、認知症の人にもわかるような説明をしてください」

　「本人の言葉を聴くと “理由” がわかります。理由がわかるとイライラしなくなります。仕方のない抑制はあるけれど、そばにいられるときは抑制をほどいてください。そうすると、その時間は “自分” も本当の意味でホッとするのではないでしょうか？」

　と、病院にいた頃の私に伝えたいと思います。

ダメ」と職員は言います。自宅にいたらやっていることです。なぜやってはだめなのか？　自由に施設の庭に出てはだめなのか？

　これは病院と一緒です。リスクが怖いのです。そして、「ケガをさせたら利用者に痛い思いをさせる」「家族に心配をかけてしまう」「担当者の責任となってしまう」のが怖さの理由です。場合によっては、家族から責められることもあります。責任を取らされるのはやはり嫌だし、ケガをさせてしまったら受診同行をしなければなりません。そうすると、現場の職員が少なくなり、業務に支障が出ます。

　私たちは「施設での生活が自宅の環境とどれだけ違うのか」ということに鈍感になっています。でも、それではいけないのです。

　これからは、利用者の言葉に耳を傾け、やりたいことができる環境、居心地のいい空間づくりを職員と共に考えていきたい。そして利用者はもちろん職員も笑顔でいられる施設が理想です。DCN として、高齢者と家族が安心して望むところで暮らしを継続できるような関わりができたらいいなと思います。

キーフレーズ

利用者の言葉に耳を傾け、やりたいことができる環境、居心地のいい空間づくり

　これは “生活の場” にいる看護師である私の目標です。そして、自分のことをなかなか伝えることができない認知症の人の立場に立って、このような空間づくりに取り組むことがDCNとしての役目だと考えています。

「看護」を必要とする人に寄り添い、自分自身の内面も磨き続ける

看護小規模多機能型居宅介護サービス 坂町ミモザの家
認知症看護認定看護師　**宇野 久子**

> **「生活の継続」をめざす認知症看護　実践のポイント**
>
> ① 介護サービス計画に“看護”の専門的な視点を加える
> ② 認知症の人を不安にさせないように看護師自身が感情を安定させる
> ③「人のために行動する」ことで自らの人間性を磨く

　私は現在、介護保険のサービスである「看護小規模多機能型居宅介護」（以下：看多機）の看護職として働いています。前職場は介護付き有料老人ホームで7年在籍していました。看護師経験は34年で、認知症看護認定看護師（以下：DCN）として5年になります。

　本稿では、前職場である介護付き有料老人ホームでの認知症看護を中心に、現職場である看多機での看護にも少し触れ、私が考える「認知症看護」について述べます。

病院から地域に飛び出し、「看多機」の看護師になるまで

　私は看護学校を卒業後、急性期の病院で23年間働いていました。その後、自宅近くの58床の民間病院に再就職しました。

■ [施設の概要] 看護小規模多機能型居宅介護サービス 坂町ミモザの家 ■

[スタッフ数] 管理者1人、看護師24人、介護職15人、介護支援専門員1人 ほか	[開 設 日] 2015年9月
[入所定員] 25人(通い15人／泊まり5人)	[所 在 地 等] 〒160-0002 東京都新宿区四谷坂町6-5
[平均年齢] 82.0歳　[平均要介護度] 3.55(2019年12月)	TEL：03-3351-1987
[設置主体] 株式会社ケアーズ	http://www.cares-hakujuji.com/services/mimoza

□ "先輩の一言"で目が覚めて……

まだ看護師としての経験も浅い頃、外科病棟に勤務しており、そこには多くの"社会的入院"の患者がいました。医療的処置はなく、ただベッドに臥床して過ごしている患者の看護をする中で、私はやりがいがなくなってきました。やがて、一生懸命看護することができなくなってしまい、患者の心に寄り添うことや患者を思いやることができなくなってしまいました。

一方で、病院ではがんでどんどん人が亡くなり、いくら"看護"をしても生命が救えない虚しさを感じました。なおかつ三交代勤務でいつも疲れてしまっていました。

そんなとき、ある先輩が「患者さんは1人ひとり尊い命を持って生きている大切な人なのです」と言われました。その一言で、私は目が覚めたのです。「どんな人にも尊い生命があり、その人には尊い使命があるのだ」ということに気づかされました。

当時の私は、知らず知らずのうちに、患者や家族から「ありがとう」「大変ね」「いつもすみません」と言われることが当たり前になり、「看護をやってあげています」という錯覚をしていました。今になって思うと、私のそんな心は患者には見透かされていたと思います。

□ 自らの病気をきっかけに有料老人ホームの看護師に

一方、11年前に私は乳がんになって、「患者の経験」をしました。手術後、体力的にもきつく、「夜勤はできない」と考えた私は、近くの介護付き有料老人ホームに看護師として入職することに決めました。

当時の施設には、先輩の看護師が1人いて、2人体制でした。特に「高齢者看護」をしたくて入職したわけではなかったため、私は知識不足で特別な経験もなく、認知症についても数冊の書籍を読んでいたくらい。「介護職のほうがスキルは上だ」と圧倒されていました。

入職して2年くらいすると、施設内に認知症の人が急に増え始めました。私は「このままではいけない！ 認知症の看護について学ばなければ」と思い、休職してDCNの教育課程に通うことにしました。

DCNとなって施設に戻り、施設での看護を続けていましたが、だんだんと「もうちょっと"看護の手"があれば、まだ自宅で過ごせるお年寄りは多いのに……」と思うようになりました。そんなとき、在宅の高齢者が自宅で住み続けられるように、元気なうちから"看護の手"で支えられる施設があることを知りました。そこが、2019年にフローレンス・ナイチンゲール記章を受章された秋山正子さんが開設

した看護小規模多機能型居宅介護「ミモザの家」でした。

事例から振り得る
有料老人ホームのケア事情

　介護付き有料老人ホームに転職して、1年くらいの頃、病院との違いをあらためて考えさせてくれた事例に出会いました。その事例を紹介します。

［事例：Aさん／80歳代女性／要介護3／レビー小体型認知症］

〈独居で体調悪化するも受診は必ず拒否〉

　Aさんは、夫を亡くしてから1人暮らしをしていたが、3人の子どものうち、長女と次女が介護をしていた。緑内障が進行して失明の恐れがあり、右耳は聴力がなく、左耳も難聴。また転倒をくり返して腰椎圧迫骨折で入院をくり返していた。

　Aさんは病院へ行くことを強く拒否し、子どもたちもどうすることもできず、体調は悪化するばかり。手すりやテーブルを利用して伝い歩きができていたが、入浴や内服は強く拒否した。排泄はトイレだけでは無理で、オムツも着用したが、オムツに排泄したときにはタンスの中に隠すことがあった。そのため認知症を疑い、受診し、2012年には確定診断もされていた。やがて、BPSDによる物盗られ妄想のほか、夜間徘徊が出てきたため、2014年に有料老人ホームに入所した。

〈退院するも、薬がまったく効かず、7カ月後に再入院〉

　Aさんは入居時より、「財布がない」「電話もない」と言い続けた。そして「警察に行く」と言っては玄関前でドアが開くまで待っていて「ここから出せ」と落ち着かない状況が続いた。自宅と同様に入浴拒否が続き、夜間には徘徊し、尿失禁。そのたびに「家族を呼んで！」と大声を出す。処方された薬も全く効果がない。

　入居後、しばらくして大腿骨頸部を骨折し、車いす移動になった。病院では、立ち上がろうとするため、抑制帯を使用すると、さらに落ち着かなくなってしまい、ほぼ毎日、家族が付き添っていた。

　退院後、施設に戻ってきても、立ち上がろうとする行為を繰り返すため、仕方なく車いすに抑制帯を使用。気分を安定させる効能のある非定型抗精神病薬クエチアピンの処方を増量するが全く効果はない。

　往診において、薬の調整をするが、家族は納得いかず何度も話し合いを行った。入居から7カ月後、内服等の調整と家族介護の負担軽減のために認知症専門の病院に再入院となった。

□ 大切な "アセスメント" ができていない現状

Aさんの家族は、まず「Aさんをホームに入れた」という後ろめたさを感じていたようでした。しかし、主介護者である次女は、家で1日中、Aさんを介護していたことで疲労がありました。Aさん本人と意思疎通ができなったのか、それともしなかったのか——そこには家族の複雑な思いがあり、その上での有料老人ホーム入居だったのですが、たった7カ月で退居に至りました。

有料老人ホームをはじめ "施設" への入居においては、入居する "本人" よりも "家族" への対応・説明・意思確認がメインになっているように思います。また、入居する前の適切なアセスメントもしっかり行われていません。それはアセスメントを担当する人（ケアマネジャーなのか、MSWなのか……）がしっかり行えていないのか、いろいろな理由があるかもしれませんが、私は適切な施設選びができているのか、疑問に思いました。特に、有料老人ホームの場合、経営的なことから営業職があまり事情等を考えずに入居させてくることもあります。

今、施設にいるスタッフに、専門的な視点から "その人" をアセスメントしていく力がないのです。そして、入居してから、目の前で起こるBPSDに右往左往し、スタッフは疲弊していきます。そこには、本人の意思は確認できていません。

□ スキルを積み重ねる一方、うまくいかないときもある介護職

有料老人ホームの介護スタッフは、常日頃からケアに慣れています。食事の場所や居室などの環境整備、「入居者が落ち着くことは何か」を把握することを経験から実施しており、上手にスキルアップしていると思います。

しかし、そのケアがうまくいかない場合は、ストレスが過剰にかかってしまい、ケアがワンパターンになっています。そのため、入居者が落ち着いてくることはありません。それを見かねた看護師が往診の医師と相談しながら、入居者への内服を調整しています。

□ 施設の看護師に必要な "頭の切り替え"

一方、看護師もケアの計画につまずくことがあります。施設では、看護計画ではなく、（介護）サービス計画の理念を学んでいかないと、看護師は "自分の立ち位置" がぼんやりしてしまう、言い換えれば明確にできないのです。

看護計画はあたりまえのように病院ではつくってきた。しかし、施設ではサービス計画がある。その中に、"おしつけ"でなく、看護師としての視点も入れた計画になるように、介護を含めた職員全員が納得できるものになるように、相談をしていかないと……。

結局、私は目標が明確でない中、日々の生活支援に終始してしまっていました。「医療」と「福祉」の考え方の違い、今までやってきたことを切り替えないと、施設においては、多職種連携のバランスが悪くなってしまいます。

キーフレーズ

今までやってきたことを切り替えないと、施設においては、多職種連携のバランスが悪くなる

これは、病院から施設に移った看護師は心しておきたいポイントです。どうしても病院の"常識"で考えてしまいがちですが、施設は生活の場ですから、頭の切り替えが必要になります。

病院が"施設への理解"を高めるためには

次に病院と施設の関係について考えるきっかけになったBさんの事例を紹介します。

［事例：Bさん／80歳代男性／要介護5／レビー小体型認知症］

有料老人ホームの入居者Bさんは、誤嚥性肺炎で入院となった。肺炎の症状は点滴と抗生物質で改善したが、食事のために起座位にすると血圧低下による意識消失が繰り返された。昇圧剤も試みたが、全く効果がなかった。この起立性低血圧はレビー小体型認知症の影響が疑われ、結局、Bさんは食事が摂取できずに経過した。

病院より、「このままでは長期入院になってしまうため、施設で受け入れてほしい」と説明を受けた。家族も施設としてもどうすればいいか結論が出なかったが、病院は「1日も早く退院してほしい」と言い、家族も「施設でみてもらいたい」と強く希望した。そこで、施設に持ち帰り、往診医や介護スタッフに相談すると、介護スタッフから「座位にできないと食事介助ができない」「急な血圧低下のときや、夜間はどうするのか」など、症状のことや、Bさんにこれから考えられるターミナルケアに向けての対応に反発の声が多く、中には「他の病院や施設を当たってほしい」というスタッフもいた。

それらの声も考慮し、近くの認知症専門病院やBさんが受診歴のある病院等に入院が可能かどうか当たったが、門前払いだった。一方、病院のMSWは「みれるでしょ、施設なんだから」の一点張りで、私たちの対応にクレームを出してきた。

私たちはBさんの受け入れを前提に、退院日を延ばしてもらい、介護スタッフと勉強会を開催しました。そこで、Bさんの体調が変化したときなどをさまざま想定して、その対応を話し合いました。結果、

Bさんは退院をして、有料老人ホームでの生活に戻りました。

□ 病院と施設がつながるためには、何をすればよいのか

Bさんのケースをもとに、施設側から病院にあらかじめ働きかけておくことが大切だと考えるようになりました。

例えば、急性期病院に入院すると、認知症の症状が急激に進行してしまうことがあります。大腿骨頸部骨折で入院すると、退院後には、ほぼ全ての人がそれまでとは生活が大きく変化してしまいます。認知症はほかの病気と同じ"病気"なのに、急性期病院は、認知症についてはおざなりな対応が多いと思います。

そのため、施設では、日常の中でできるだけ早目に認知症の人の身体の変調に気がつき、入院に至らないようにすることが大切です。もし、入院してしまっても、より悪化が考えられるときには、軽度の認知症ならば本人、そして家族に、入院中の方針を考えてもらうように心がけていく必要があります。

また、転倒のように、どんなに日常で危険回避のケアをしても、事故は発生してしまうことがあります。そのときは、家族に協力してもらい、スムーズなリハビリを入院中から行うことを求め、スムーズな退院調整ができるように心がけていく。「生活の場に帰ってくること」がどういうことなのか、病院に出向き、施設の状況や退院後に必要な事柄を繰り返し話していくことが重要であると、Bさんの事例で実感しました。

しかし、最も大切なことは「入院することが少なくなるようにする」ことです。そこで、施設の看護師には重要な役割があります。まず、全員が医療に詳しいわけではなく、さまざまな経験をしてきた介護スタッフの背景を理解していないといけません。その上で、看護師としての専門的視点をサービス計画に折り込みながら、多職種連携を進めていくことが大切になると考えています。

施設から自宅に帰るときに必要なこと

一方、あまりケースは多くありませんが、「施設から自宅に戻る」ときのことも考えてみたいと思います。ここで大切になるのは、いかにして「生活を継続」させるかです。

キーポイントとしては「身体を含め、生活全般をみてアセスメントし、ケアの計画を立てること」、そして「それを評価すること」ではないかと思います。"その人"の生活全般を、こまごまと考えること

キーフレーズ

病院に出向き、施設の状況や退院後に必要な事柄を繰り返し話していくことが重要

本来ならば病院の看護師ももっと地域に出てきてほしいところですが、現実にはなかなか出ることができません。したがって、施設の事情は、こちらから出向いて話をするしかなく、けれどもそれは結果的に連携が強まって自分たちのメリットにもなります。

が重要で、そのような資質をもつ専門職の存在が必要になります。

しかし、そのような人材を揃えるには時間がかかります。実際にはさまざまなことが、今は"家族"に任されていることが多く、家族は悲喜こもごもな思いをしています。

家族には限界があります。そのためにも、生活全般をみられる人材の登場を待つだけでなく、医師・看護師・ケアマネジャー・理学療法士などが、さまざまな側面からアセスメントをして、そこで得られた情報を共有していけるような仕組みが求められています。常日頃から、多職種でみていくことが重要です。

"その人"の生命力を引き出す 看護のかかわり

☐ "看護"のあり方を改善するのに必要なもの

キーフレーズ

いつでも看護を必要としている人の心に寄り添い、共感し、自分自身の内面を磨き続けていく

私が大切にしている看護観です。今、看多機という"その人"の生活を支える看護実践の場で、この看護観を生かすことができ、地域の看護のよさを実感しています。

私は「一生涯自分自身を成長させ続けていく」という看護観を大切にしています。「いつでも看護を必要としている人の心に寄り添い、共感し、自分自身の内面を磨き続けていく」ということです。

ナイチンゲールは53歳のとき、ある書簡の中で
「私たち女性の中には自分の心や性格を日々の生活の中で改善していこうと真剣に考えるような人はごくわずかしかいません」
「しかも自分の看護のあり方を改善していくには、これが絶対必要となってくるのです」
と述べています。

ナンチンゲールの研究で著名な金井一薫氏も
「看護婦は日常の（暮らし）の実態に関心を向け、そのあるべき姿を思考し、その健康的な整え方を基本的学習課題として設定していくことが望ましいのです」
と言います。

私も、看護は「豊富な知識」「高度な技術」「優れた人間性」が必要だと考えています。

前述しましたが、私は乳がんで患者の経験をしたとき、実感したことがあります。それは「患者は看護師の感情が安定していないのが一番つらく、看護師の機嫌が丸見えで敏感に察する」ということです。看護師の立ち居振る舞いは関わる全ての人に影響があります。看護師が生命を脅かす態度を示すようではいけません。

大切なことは「看護師であるか」ではなく、「人として、どのよう

な人生観や哲学で接していくか」ではないでしょうか。人間性の基底は「生命の尊厳」から発するものです。日常生活の中で人間性を磨くためには「目標に向かって努力していく」「自分のためだけではなく、人のために行動していく」必要があり、その努力の上で"その人"の生命力を引き出す——これが"看護"なのです。つまり、相手に希望を与える、喜びを与える、安心を与えるということです。

［事例：Cさん／70歳代男性／要介護5／膀胱がん末期］

膀胱がん末期と診断されたCさん。病院での治療は断念し、自宅療養を選択した。しかし、すでに妻を亡くしていたため、結婚をしていた娘の家に近い有料老人ホームに入居した。

Cさんは入居しても、必要以外のことは話をしない状態がしばらく続いた。その近寄りがたい雰囲気のため、他の入居者は関係を避けるようになってきていた。

私は「Cさんがもっと話ができるようになるにはどうしたらいいか」を考えた。そして、1日に何度も繰り返し居室を訪問し、何も話さずに帰ったり、Cさんと一緒に部屋の整理をしたりすることもあった。そこにあったのは「Cさんが1人ぼっちにならないでほしい」という気持ちだった。

ある日、Cさんに「父親として娘さんのために、ここ（ホーム）に入居したのですよね。本当は今まで住んでいたご自宅で生活されたかったのではないですか？」と話した。すると、Cさんは堰を切ったように話し始めた。

Cさんは「病気になって娘に迷惑をかけている」「娘は自分を心配し一生懸命頑張ってくれている」「だから娘に従おうと思ってホームに来た」「ただ、わかっていても、まだ自分の心の整理ができていない」ことを、一気に話してくれました。

その後も、少しずつ自分の生い立ちや娘の自慢なども話すようになり、いつしか、他の入居者とも話ができるようになっていき、笑顔も見られるようになりました。

Cさんの最初の近寄りがたい態度、それは特別なものではありません。誰しも自分の病気がどうにもならないときは、同じように孤独や不安になって人と距離をとりたくなるでしょう。そして、苦しみの連鎖の中でもがいているのです。そんなとき、看護師が本当に"人"としてできることは何か、それを考え、"その人"のために深く祈り、そして関わることが大切です。

キーフレーズ

少しずつ自分の生い立ちや娘の自慢なども話すようになり、いつしか、他の入居者とも話ができるようになっていき、笑顔も見られるようになった

Cさんがこのような変化を見せてくれたきっかけとなったのが、「本当は今まで住んでいたご自宅で生活されたかったのでは」という私の問いかけだったように思います。ずっと心に閉じ込めていた思いが引き出されたことで、安心していただいたのだと思っています。

＊病院にいた頃の自分に伝えたいこと

　病院にいた頃の私には、以下のように伝えたいと思います。

　「病院にいる患者さん“その人”の表情は、“人生の一コマの表情”でしかないのです。入院していても、患者さんの“生活を見据える”ことが大切です。それには、病院の中での患者さんだけでなく、その生活全般を思ってアセスメントすること。看護師である自分のアセスメントを押しつけてはいけません。一方的にならないように、十分気をつけてください」

“認知症の人”への看護の基本となるもの

　アメリカの看護学者・トラベルビーは

「病気は自己実現の体験となりうるという信念に結びつけて、人間条件の深い理解をもたないかぎり、看護婦は意味深い方法で病人を援助することはできないであろう」

「また人間対人間の関係の目的は、看護においては、病気や苦難の体験を予防し、それに立ち向かうよう、そして、必要なときにはいつでも、これらの体験のなかに意味をみつけだすように、個人や家族や地域社会を援助すること」

と述べました。

　また、金井氏も

「ナイチンゲールは、看護婦の（かかわり）がいかに患者の回復過程に影響を及ぼすものであるか、〜中略〜かかわりが病人の回復過程を助けるものでなければならない」

「よい看護というものは、あらゆる病気に共通するこまごましたこと、およびひとりひとりの病人に固有のこまごましたことを観察すること、ただこの二つだけで成り立っているのです」

と述べています。

　これらで言われていることは、DCNとしての自分の関わりにも強く影響を与えてくれています。

　「自分自身の人間性の全部を認知症の人に集中して、かかわりを持って“その人”に寄り添っていく」

　「認知症の人が何を必要としているのか、瞬間に判断を求められるが、それは決して急変時に限ったことではなく、何気ない日常の中で存在する。したがって、どんなときも、どのような状況になっても何

を必要としているのかを観察していく」

「目の前の人をどのように看護していくか――それは、"その人"を知ることから始まり、知ることで終わる。そのためにも自分自身を磨き、成長させていくことが大切になる」

以上が、私の認知症の人への看護の基本となるものです。そこで大切になるのが私の看護観の軸となる「成長」です。

成長し続ける努力をするとは、目標を明確にして挑戦する。その中で自分の限界を知り、謙虚になり、再び最善を考え、行動することだと考えます。これからも、いつでも看護を必要としている人の心に寄り添い、共感し、自分自身の内面を磨き続けていきます。

＊

今の私の看護実践の場である「ミモザの家」の利用者は、「要介護1」「要介護2」の認知症でも自分で活動できる人と、「要介護5」の重度の認知症や医療依存度の高い人が利用しています。しかし、認知症看護に携わってきて「認知症看護は看護としての最終的な目標であり、普通のこと」と思うようになりました。したがって、私は今も認知症看護の実践を積み重ねていると思っています。

【引用・参考文献】
1）湯槇ます監修、薄井坦子編訳：ナイチンゲール著作集 第3巻，現代社，p.304，1996.
2）トラベルビー著、長谷川浩ほか訳：人間対人間の看護，医学書院，p.16, 18-19, 2009.
3）金井一薫：ナイチンゲール看護論・入門，現代社，p.76, 149, 167, 2006.
4）高谷修：看護師に役立つレポート・論文の書き方 改訂第3版，金芳堂，2014.

看護においては「その人の生活行動を助ける」のが基本ですが、そのためにはまさにここに書いた「その人を知る」ということに尽きると思います。ラポールを築くことをめざすことが重要です。

多職種連携による意思決定支援を引き出す看護師の関わり

森山リハビリテーションクリニック
副院長・看護師長／認知症看護認定看護師 **岩本 由美子**

「生活の継続」をめざす認知症看護　実践のポイント

① 多角的な視点で捉えるからこそ、個別性のある援助が可能

② 日々のケアの中で認知症の人に呼びかけ、私たち自身も考える

③ 意思決定支援は、長い関わりの積み重ねの上に成り立つ

　私は 2017 年 1 月から、地域に密着した有床診療所で看護をしていますが、それまでに、大学病院、地域の病院、訪問看護ステーション、介護老人保健施設（以下：老健）、特別養護老人ホーム（以下：特養）と、子育てや転勤に合わせて、いろいろな現場で働いてきました。

　本稿では、今までの経験を振り返り、特養や老健での事例から「多職種連携の楽しさ」「身体拘束による影響の怖さ」「認知症の人の素晴らしさ」という 3 つのキーワードを抽出し、認知症看護について考えていきます。

病院・訪問看護・高齢者ケア施設 さまざまな場で看護を経験して

　私は、看護師となって 30 年になります。途中、ライフイベントに合わせて休職の時期もありましたが、施設（高齢者ケア施設）の看護

■ ［施設の概要］有床診療所 森山リハビリテーションクリニック ■

［スタッフ数］	医師1人、看護師11人、ケアワーカー3人、MSW1人 ほか
［設置主体］	医療法人社団あおい會
［開設日］	2013年10月

［所在地等］
〒142-0054 東京都品川区西中延1-11-17
TEL：03-6426-7318
http://www.aoi-med.org/reha/

師として 15 年、認知症看護認定看護師（以下：DCN）になって 6 年になります。まず、私が病院から地域に飛び出し、施設の看護師になり、さらに DCN の資格をとった経緯を紹介します。

☐ 施設の看護師の楽しそうな姿を見て……

私は家庭の都合で、3 年間の病院勤務を経てから訪問看護師になりました。そして、担当の利用者が施設のショートステイにいるとき、様子を見にいくことがありました。そのときに、毎回、楽しそうに歌ったり、楽器を演奏したりしている看護師の姿（たまたまお邪魔した時間がレクリエーションの時間で、おそらくケアスタッフだった、と今ならわかるのですが……）を見て、「なんて楽しそうな！」と思っていました。

その後、再び病院に戻り、外来勤務になりました。しかし、「自分には外来は向いていない。病棟の仕事がしたい！」と思う日々が続き、そのときに、真っ先に頭に浮かんだのが"楽しそうな施設の看護師の姿"だったのです。

私は、施設と病院の違いもあまり考えず、さらに施設には特養や老健などの種類があることも知らないまま、とにかく一番初めに見つかった施設（老健）に飛び込みました。

☐ 認知症の人が当たり前に暮らせるようになるため DCN をめざす

老健では、認知症フロアで 4 年間勤務し、介護スタッフとともにさまざまな認知症の人のケアに取り組む体験をしました。その後、有料老人ホームに転職して 7 年間勤務したのですが、手探りで実践していた認知症ケアに対して「これでよいのか……」という思いが強くなりました。そして、本を読んだり、研修に参加したりと自分なりに学んでいましたが、「認知症ケアを基本から学び直したい！」という思いが強くなってきました。

ちょうどそのころに、施設ケアの限界を感じるようなことがありました。家のように環境を整え、居心地よく過ごせるようにしても、入居者は"家に帰りたい"という思いを抱えているのでは？　と思うようになったのです。

なぜ、家に帰れないのか……。認知症の人を在宅で介護できない要因はさまざまにあると推測されましたが、一因に「認知症の人に対する世間の目」があるのかもしれないと思うようになりました。当時、「認知症の人が街を自由に歩く」ということは、とても難しいことでした（今でもかもしれませんが）。

認知症の人が、社会の中で当たり前に暮らせるようになるために、今の私にできることは何もない……。でも、専門的に学んだら、もしかして……そんな思いもあり、DCNになる道を選びました。

そして、日本赤十字看護大学の認知症看護認定看護師教育課程に進学し、資格を得た後、「施設の運営に開設時から関わりたい」という思いで、前職場の特養に入り、4年間、認知症看護の実践を積み重ね、2017年から現在の職場に勤務しています。

次に、15年間の施設での認知症ケアを、3つのキーワードと事例ともに振り返ります。

認知症ケアのポイントとなるキーワード①「多職種連携の楽しさ」

認知症ケアにとって「多職種連携」は欠かせないと思います。今でこそ、当たり前のようになっていますが、施設に移った当初の私には想像もできないことでした。看護師は看護業務を、ケアスタッフは生活援助を、とバラバラに働いている感じでした。

そのような中でも、ケアスタッフはさまざまな工夫をして認知症の人のケアをしていました。でも、残念なことに「経験と感覚」でケアをしていてエビデンスがない状態でした。

そのため、時々とても大きな間違いが起きました。例えば、「認知症の人は夜、眠れなくなるから日中は起きていなくてはならない」という考え方です。ケアスタッフは利用者の体力や病状に関係なく"起こしておく"のです。

なぜこんなことが起きてしまうのか？ 施設の中で看護業務（検温や処置）をしているだけでは、その事情はとても把握できません。そこで、ケアスタッフに認知症の人の状態をいろいろと聞くうちに、一緒にケアに入るようになりました。

一緒にケアに入ると、認知症の人のさまざまな面が見えてきます。「どうしたら認知症の人とコミュニケーションがとれるのか」「どうしたらご飯を食べたことを忘れないでいてもらえるか」など、ケアスタッフといろいろなことを話し合い、自然と"チーム"としてケアを行うようになっていきました。やがて、私だけでなく、他の看護師も当たり前のように、ケアスタッフと一緒にケアを行い、施設全体で"チームケア"が当たり前になっていました。

そして、若年性アルツハイマー型認知症のAさんが入居することになりました。施設にとって、初めての若年性認知症の人でした。

キーフレーズ

一緒にケアに入ると、認知症の人のさまざまな面が見えてくる

施設では当たり前とも思われる「他職種と一緒のケア」ですが、この視点は病院においても十分に生きるものだと考えています。他職種の専門性に驚かされる日々です。

[事例：Aさん／50歳代男性／若年性アルツハイマー型認知症]

　Aさんは、50歳代前半で若年性アルツハイマー型認知症を発症。施設に入居したときは50歳代後半だった。会社で管理職をしていたときに発症し、仕事で失敗を繰り返し、とても不安な時期を過ごしたほか、自宅マンションの廊下で排泄をして近所とトラブルになり、家族もとてもつらい思いをしていた。

　Aさんはやがて、自分の子どもがわからくなり、部下だと勘違いして酷く叱責してしまい、それ以来、子どもたちとは疎遠になってしまっていた。このような情報を受けての入居に、私たちも大丈夫なのか不安でいっぱいだった。

〈想像以上の対応の難しさ〉

　実際に入居すると、想像以上の大変さが待っていた。Aさんはトイレで排泄することができず、柱の陰で排泄してしまい、それを見かけた他の利用者とトラブルになった。夕方になると服を脱いで、パンツ1枚になってしまい、それもトラブルの一因になった。その一方で、1日中座り込んで、じっと床を見つめている。食事に誘っても動こうとせず、怒ってしまう。さらに、家族が来ても、「こんな年寄りが家族のわけがない！」と言いつつ、「おかしいな？　○○（妻）の声がする」と大騒ぎをするのである。

　ここまできて、施設のスタッフは「自分たちは認知症のことを全く知らない」ということに気づいた。一から認知症について学び直しとなった。本を読んで、認知症のことを調べては勉強会を行い、「Aさんに起きていることは何であるのか」を考えた。そして、チームで話し合い、失敗を繰り返すうちに、

「生活歴を知ってケアに当たる」
「本人の気持ちを理解して、決して否定しない」
「ときにはAさん世界にお邪魔させていただく」
という3点をケアの基本とした。

〈本人に寄り添い、家族の情報でケアが改善〉

　Aさんが1日中座っている理由は「釣り」だった。隣に座って話を聞くと、「ほら、魚が釣れたぞ」と小さな声で話している。日の光が当たった床は、川に見えているようだった。家族にそのことを伝えると、「Aは子どものころによく釣りをしていた」ということだった。そこで、「であれば、好きなだけ釣りを楽しんでもらおう」と、ご飯はおにぎりにして、その場で食べられるようにした。

　家族とは、たくさんの話をした。すると、Aさんが夕方服を脱ぐの

は仕事をしていたころからの習慣だったことがわかった。「であれば、お帰りなさい、お疲れさまと出迎えをして、パジャマを着てもらおう」と対応した。

　嫌がることが度々あった入浴も、スタッフのMが「部長！　ご協力お願いします」と誘ったところ、快く応じてくれて、そのまま入浴ができた。ただし、この方法ができたのは、このMスタッフだけ。仕方がないので、Mスタッフがいるときが入浴日となった。

　このように、Aさんを観察していくと "行動" がよく見えてきます。排泄の兆候もわかるようになったため、適宜、トイレに誘うことで、柱の陰での排泄はほとんどなくなりました。

　家族のことがわからなくなってしまったことには困りましたが、家族も一緒に認知症について学ぶうちに、「Aさんの対応は認知症という病気で起きていることで、馬鹿にされているわけではない」と受け入れてくれるようになりました。

　徐々にですが、Aさんの子どもたちにも状態を伝えることができ、入居して1年経過した施設の夏祭りには、Aさん家族がそろってお祭りを楽しむ姿を見ることができました。

▫ 「多職種連携の楽しさ」に気づけた

　Aさんのケースでは、チームでケアを行ったからこそ、Aさんと家族の笑顔を見ることができたと思います。失敗もありましたが、チームでフォローし合いながら原因を考え、どのように支えていくか、知恵を出し合いました。

　また、それぞれの専門職や家族が、それぞれの立場でできることをしたことも大きかったと思います。看護師は病気の面からのアプローチを、ケアスタッフは日頃の生活の様子の観察を、ケアマネジャーは家族との関わりを、栄養課はAさんが食べやすい食事づくりを、家族は私たちの知らないAさんのことをたくさん教えてくれました。さまざまな人、多職種が関わり、それぞれの視点が違うからこそ、Aさんを多角的に捉えることができたのです。

　病院のときは、1人の患者に、ここまで長く関わることもできないし、他職種と一緒にケアを行うことはありませんでした。一方、施設では、多角的な視点で捉えるからこそ、暮らしに対して個別性のある援助が可能になると思います。当時、そのことはよくわかっていなかったのですが、私たちはAさんからたくさんのことを学ぶことができ、「多職種連携の楽しさ」に気づくことができました。

キーフレーズ

「多職種連携の楽しさ」に気づくことができた

　多職種でのケアで最も効果的と思われるのは、その専門性による捉え方の違いです。看護師だけの視点では思い浮かばないことも、チームでのケアで気づかされることは多いのです。

認知症ケアのポイントとなるキーワード②「身体拘束による影響の怖さ」

　私が施設で働き始めたときは、身体拘束が廃止になる頃でした。「外せって言われたけれど、こんな状態で外せるわけないじゃない！」とか「外す必要があるの？」と、今では信じられないような言葉ですが、これらは当時、当たり前のように飛び交っていました。

　今、介護現場で働いている若いスタッフは「身体拘束をしたことがない、見たことがない」ことが普通です。私が以前働いていた施設でも、そのようなスタッフがたくさんいました。施設の外で身体拘束を見てショックを受けたスタッフがいたくらいです。「身体拘束」について考えるため、以前の事例を紹介します。

［事例：Bさん／80歳代女性／認知症］

　Bさんは80歳代、レビー小体型認知症だったのかもしれないが、当時は「認知症」というだけではっきりとしたことは不明。私が施設に入った頃は、Bさんは自由に施設内を歩いていた。しかし、転倒を繰り返し、骨折をしてしまい、それからは車いすの生活となった。「立つと危ないから」という理由で、安全ベルトを使用することになったが、Bさんは、ことあるごとに「これを外してちょうだい」「どうして外せないの」と言っていた。

　また、幻視の症状があったが、身体拘束をするようになってから、ますます悪化した。Bさんの申し送りでは「トイレで窓を見て拝んでいる」「誰かと会話している」「何か見えているのか、手でつかもうとする」という内容ばかりだった。さらに、あまりに幻視がひどく、介護拒否も出るようになったため、「原因は身体拘束にあるのではないか」ということで、外す方向で進んだ。そして、Bさんが「どこで、いつ、何を話しているのか、どんな幻視が見えているのか」を把握して対応することになった。しかし、なかなか行動の把握ができず、身体拘束は外せなかった。

　やがて、幻視の症状はさらにひどくなり、生活もままならなくなってきた。スタッフに噛みつく等の行動も見られたため、家族と相談して、Bさんは精神科病院に転院することになった。

□「身体拘束」の対応でチームの結束が強まる

　身体拘束が、人をこんなにも傷つけて病ませてしまう現実に、私たちは何をしていたのかと、罪悪感と無力感を強く感じました。そして、

自分たちなりに、Bさんのケアの振り返りを行いました。

外す機会はたくさんあったのに、なぜできなかったのか──そこにはたくさんの理由があったと思います。当時、身体拘束を外すことに罪悪感（スタッフに対しての）があったことは否めません。「外した後にどうしたらよいのか」という知識もありませんでした。そのため、外した後の対応について十分に話し合うことができなかったのです。このようなさまざまなことが絡み合って、誰もが「Bさんのために外そう！」の一言を言う勇気を持つことができなかったのではないかと、今では思います。

Bさんの教訓は、私たちにとってとても大きなものとなりました。以後、スタッフみんなで、全ての入居者に対して「身体拘束をしない（外す）」ことに取り組み、皆で学び、考え、悩みました。どうしたら対応できるのか、なぜ動きたいのか、動いてはいけないのか、どこまでなら動けるのか──さまざまな視点で検討を重ねました。

結果、身体拘束はゼロとなり、チームとしての結束も強まったように思います。

キーフレーズ

身体拘束はゼロとなり、チームとしての結束も強まった

施設ではほぼなくなった身体拘束ですが、治療の場である病院では、まだ仕方なく身体拘束をしなければならないケースもあると思います。しかし、そういうときこそ「これは身体拘束しなくても大丈夫ではないか」とチームで考えることが大切ではないかと思います。

認知症ケアのポイントとなるキーワード③ 「認知症の人の素晴らしさ」

私は、はじめから認知症ケアがしたくて施設で働き始めたわけではありません。施設のことはもちろんですが、認知症についても全くの素人で、どちらかというとネガティブな印象を持っていました。そんな私の印象を180度転換してくれたCさんの事例を紹介します。まだ、私が認知症看護を学ぶことも考えていない頃の話です。

［事例：Cさん／90歳代女性／認知症］

Cさんは、毎日、ほかの人と食事の席のことで喧嘩をしていた。とても気の強い人（のように感じられた）で、大騒ぎをして自分が座ろうとする席に居る人を追い払う（追い払うように見えていた）。「なんて意地の悪い人なのか」と、毎日の仲裁に私は嫌気がさしていた。

ある日、仲裁をせずに黙って観察をしてみた。そのとき、フッとあることに気がついた。Cさんは、ほかの人がどこに座ろうと気にしていない。むしろ、座る場所がなくてウロウロしている人に、近くの席を案内して"ここに座りなさいよ"と言っていたのである。ただ、言葉が不明瞭で怒鳴っているように聞こえたのだ。

それ以来、食事の席について観察をするようになった私は、認知症

看護を志す大発見をすることになった。「認知症の人は、誰ひとりとして誰かに意地悪をしようとして席に座る人はいない。間違えて座ることはあるが、それは本当に間違えてであって、わざとなんてことは全くなかった」のである。

実は、Cさんは他の席には座ることができなかった。いくつかの理由があるが、認知機能の低下が大きく影響しており、その席しかわからなかったようで、誰かが座っていると混乱してしまったのである。

▫ 認知症の人の行動には全て"理由"がある

実は、こんなに単純なことだったのですが、私は大騒ぎをするCさんの"行動"だけに目がいってしまい、「どうして騒いでいるのか」を全く見ていなかったのです。

それ以来、じっくりと認知症の人の行動を見ていると、みなさん本当に優しくて、素敵な人々であることに気づかされました。スタッフを困らせるために、何かをするような人は誰一人いません。全てに理由があったのです。ときには、結果はとんでもないことであっても、認知症の本人は涙ぐましいくらいに頑張ったというケースもありました。そういうときは「気がつかないでごめんなさい」と謝ったこともあります。こんな発見ができたのも、じっくりと関わりの持てる"施設"ならではだからだと思います。

この発見をして以来、私は認知症の人と一緒に過ごすことが楽しくて仕方ありませんでした。ときにはとても悩むこともありましたが、穏やかな姿を見ると私のほうが癒やされて、たくさんのことを教えてもらっていると感じました。それは、今でも変わりありません。

私たちに"できること"を考える
多職種チームで行う意思決定支援

私たちは日々、生活をしていく上で、「今日どんな服を着ようかな」「あの休みの日は誰と、どんなご飯を食べに行こうかな」などの"選択"は欠かせません。しかし、こんな当たり前の選択さえ、認知症の人では非常に困難になっていきます。

「意思決定支援」というと、とても大きなことのように感じますが、こうした日々の選択もとても大切な意思決定支援だと思います。「どうされたいのですか？」「そのために、私たちにできることは何ですか？」と、日々のケアの中で認知症の人に呼びかけ、同時に私たち自身も常に考える必要があります。

キーフレーズ

日々の選択もとても大切な意思決定支援

意思決定支援は、自分の最期を決めるような大きなことだけでなく、日常の小さなことを決めるときにも支援が必要なときがあることを、生活の場である施設で学びました。認知症の人には、特に日々の小さな決定に支援が必要になると思います。

特に「看取りケア」のときには、日々の意思決定支援の大切さを強く感じる場面に多く遭遇することがあります。

［事例：Dさん／90歳代女性／アルツハイマー型認知症］

Dさんは、施設入居前は独居だった。入院前に自宅にうかがうと、家の中は物であふれ、その中でペットの犬と暮らしていた。排泄の失敗があるようで、家の中はひどい状態だった。入浴はデイサービスでできてはいたものの、掃除や洗濯など身のまわりの世話はできていない状態なのがすぐにわかった。火事の危険があるために、ガスは止められ、電気は通っているものの夏場のエアコンは使用できるかわからず、まさに"命の危険にある状態"だった。そのため、毎朝、ケアマネジャーが電話をかけて生存確認を行っていた。

訪問したときに立ち会ったそのケアマネジャーが「ネズミとゴキブリに気をつけてください」と言うと、Dさんはボソッと「ネズミとゴキブリだって立派な家族だよ」と言った。「ネズミとゴキブリが家族」という言葉に、Dさんの深い孤独を感じ、何も言うことができないほどの衝撃を受けた。

〈施設のことを気に入ってくれたDさん〉

このような経緯でDさんは入居した。環境の変化への戸惑いもなく、仲のよい友人もでき、生活を楽しんでいるようだった。

早朝に施設内をラウンドしたときのこと、日の出前だったが、Dさんは既に起きており、ユニットの窓から朝日が昇るのを一緒に眺めた。これといった会話はなかったが、とても穏やかな時間だった。そのとき、Dさんが「おねえちゃん、ここは年寄りしか居ないの？　老人天国だね。こんなよいところがあるなんて思いもしなかったよ」と不意に話してくれた。入居に対しての明確な意思確認ができていなかったので、施設の生活を気に入ってもらえた様子に、選択が間違っていなかったことを確認できて、ホッとした。

〈原発不明のがんが見つかり、すでに全身転移〉

施設で暮らすようになり、しばらく経過したころからDさんは「お尻が痛い」と訴えるようになった。受診しても特別異常は見当たらなかったが、半年ほど経過したとき、甲状腺疾患の定期受診の機会にCT検査を行ったところ、原発不明のがんが見つかった。すでに全身に転移しており、余命は数カ月。医師には緩和ケアを勧められた。

このことを成年後見人に伝え、対応について検討をし、本人に病状を説明してどうしたいのか選んでもらうことが決まった。そこで、まず、今の状態を本人はどのように捉えているのか尋ねた。

私　「Dさん、最近調子どうですか」

Dさん　「私は、もう永くないね。ダメだね。だって最近とっても変だもの。おかしいんだよ」

私　「永くないってどういうこと？」

Dさん　「死んじゃうと思うよ。散々、迷惑かけたから何もしなくていいんだよ」

〈積極的な疼痛コントロールで、今まで通りの施設での生活を〉

　このことを踏まえて、Dさん、成年後見人と私で一緒に医師の説明を聞いた。Dさんに「わかった？」と聞くと、「痛いことも苦しいことも嫌だね」との返事でした。話の詳細は理解できてはいないようだったが、自身の置かれた状況は理解している様子だった。

　Dさんの話から、「治療は積極的に行わない」という方針が決まったが、「どこで、どのように最期のときを過ごしたいのか」の確認はとれなかった。そこで、スタッフ全員で、Dさんのそれまでの様子を振り返り、どうすることがDさんにとって一番よい暮らしになるのかを考えた。Dさんの生い立ちや独居となってからの暮らし、施設に入居されてからの様子、日々、Dさんが話していたことなど、たくさんのことが話し合われて、「積極的に疼痛コントロールを行い、今まで通り仲のよい人に囲まれて、施設で暮らしていただく」ということになった。

〈介護職の情報を十分に活用する〉

　日々の状態は、介護スタッフの協力がなくては把握できない。Dさんに関わるスタッフ全員が、情報の共有を心がけるようにしたことで、日々の様子を見ているスタッフから、疼痛コントロールがうまくいく薬剤の選択もできた。スタッフは「アセトアミノフェンを使用しているときのほうが、Dさんらしくてよいように思う。楽しそうに過ごす時間が増えている」との情報も得られ、結局、亡くなるまで、鎮痛剤の変更はなかった。

■ "その人"を最もよく知るケアスタッフの確信

　Dさんは「施設で暮らす」と決めてから1カ月ほどは元気に過ごしていましたが、徐々に食事の量が減り、ベッドで横になって過ごす時間が増えるようになっていきました。そして、全く食べ物を口にすることができなくなり、数日経過した頃、スタッフから「明後日、Dさんのお誕生日なのですが、誕生日会をしたい」と話が出ました。状態からして、明後日に間に合うのだろうかという考えが、頭をよぎりましたが、スタッフからは「にぎやかなことが好きで、義理堅いDさん

＊病院にいた頃の自分に伝えたいこと

　病院にいた頃の自分は、技術を磨くだけの看護師であったように思います。看護師として、それも大切なことですが、人が人として生きていくことを支えること、そのために生きる力を引き出すことも、とても大切な看護師の役割だと思います。当時の自分に語りかけてみます。

　「あなたは、どんなふうに生きたいのですか？」と、患者さんや家族に問いかけ、とことん追求することは、とても大切な看護ではないでしょうか？　医療者の私たちの理想からはかけ離れた生活をされている方もいるでしょう。でも、本人が望んでいるのなら、その中でいかに安全に、その人らしく暮らせるのかを考え、支えることも看護師としては大切です。

　病院の中で出会う患者さんの姿が、全てではありません。それぞれに長い人生があり、暮らしがある方々です。"今"だけで判断するのではなく、過去・未来を含めて考えてほしいと思います。

　認知症ケアは、とても大変ですが、やりがいがあります。「医療者の自分が支えてあげなくては！」ではなく、「一緒に歩ませていただく（それも、認知症の人がいいよと言ってくれたなら）存在」になれるような看護師になってください。

キーフレーズ

誕生日会をするとわかれば、絶対に頑張ってくれるはず。その前に、逝ってしまうなんてありえない

　まさに"その人"の日常に密着してケアをしている介護職ならではの発言のように思いました。実際にDさんは頑張ってくれて、お互いの結びつきの強さに感動しました。

のことだから、自分たちが誕生日会をするとわかれば、絶対に頑張ってくれるはず。その前に、逝ってしまうなんてありえない」と言われてしまいました。

　スタッフの言葉通り、誕生日までDさんは頑張ってくれました。午後の誕生日会には、成年後見人もお花を持って駆けつけてくれました。最後に大好きだった成年後見人から「Dさん、よく頑張ったね。お疲れさま」と声をかけられたのを聞いて、Dさんの意識はなくなり、20分後に静かに息を引き取りました。にぎやかなことが好きだった人らしく、スタッフ皆に囲まれて、旅立たれていきました。

■ 多職種連携チームによる意思決定支援こそが、認知症の人の意思により近づく

　今まで、Dさんのように施設での最期を希望された人もいれば、病院での最期を希望された人もいます。「最期に絶対お酒が飲みたい」と希望し、実現した人もいます。お花に囲まれて、歌を聴きながら、"その人"それぞれのいつもと変わらない暮らし方で最期を過ごせるような援助が、施設では大切だと考えています。

日々の意思決定支援を行うことは、看取りのときに限らず、認知症の人が自身の意思を明確に伝えられなくなったときでも、「この人はこんなふうに考えていたな」とか、「こんな選択をしたな」という本人を知る経験の積み重ねにより、本人の思いにより近づく支援につながると思っています。Ｄさんも日々の意思決定支援の積み重ねが、「Ｄさんだったら、こんな選択をしたのではないか」というアセスメントの手がかりとなりました。

　意思決定支援は、長い関わりの積み重ねの上に成り立つのではと思っています。そして、それは１人の看護師の関わりだけでは実現できません。そのときどきに関わった人々の支援の積み重ねの上に成り立つように思います。

　また、「自身では"伝えること"ができなくなってしまう認知症の人の思いを、いかにつなぎ続けるのか」も認知症の人の意思決定支援には欠かせないと考えます。そのためにも、多職種（専門職だけではなく、本人や家族、関わった人々全て）による連携が欠かせません。多職種連携チームによる意思決定支援こそが、認知症の人の意思により近づく支援に結びつくと思っています。

キーフレーズ

意思決定支援は、長い関わりの積み重ねの上に成り立つ

　「人生会議（ACP）」で注目される意思決定支援ですが、"その人"のことを少し知っているだけでは難しいのではないかと考えています。その面でも"施設"でのケアで意思決定支援は特に大切にしたいものです。短い時間の関わりで支援しなければならない場合、"その人"の生活にどこまで思いを寄せられるかがカギになると思います。

"認知症の人"の代弁者となって 地域で求められる看護を実践する

若年認知症ねりまの会 MARINE
認知症看護認定看護師　**米田 啓子**

「生活の継続」をめざす認知症看護　実践のポイント

① 看護・介護の両方の視点を持つ認知症看護認定看護師を活用する
② 施設での細やかな日常生活・支援の情報を病院スタッフに伝える
③ 「認知症の人」の家族会と関わりを持ち、看護実践に生かす

　私は2012年11月から、若年認知症の人を支える団体「若年認知症ねりまの会 MARINE」で活動をしています。ここは、認知症看護認定看護師になってから関わってきました。

　これまでに、総合病院の病棟・ICU・手術室・透析室・外来・健診センターで約20年、そして従来型とユニット型の2カ所の特別養護老人ホーム（以下：特養）で、それぞれ6年間、働いてきました。

　本稿では、今までの経験を振り返りながら、特に特養での経験をもとに認知症看護について考えていきます。

病院で当たり前のことが 施設では当たり前でないことを知る

　私は、看護師となって34年、施設（高齢者ケア施設）の看護師として12年、認知症看護認定看護師（以下：DCN）になって7年にな

■ ［施設の概要］若年認知症ねりまの会 MARINE ■

［会 員 数］94人（2019年10月）
［設 置 主 体］任意団体
［開 設 日］2009年10月

［所 在 地 等］
〒177-0041 東京都練馬区石神井町3-19-12 大野壱番館301
TEL：090-8812-5298
https://blog.canpan.info/team_marine/

りgます。総合病院の臨床現場で各種の急性期看護の体験を積んでいま
したが、「リフレッシュしたい」と思い、2006年に、自宅近くの夜勤
のない特養に転職しました。

■「認知症看護」に目覚めたグループホームの映像

特養には2カ所勤めましたが、いずれもショートステイを併設する
60床以下の中規模特養です。最初に勤務した特養の利用者の多くは、
認知症の人でした。

当初は、認知症にマスクされている器質的疾患、例えば心筋梗塞や
糖尿病、慢性腎不全などの合併症に着目し、「これまで培った臨床看
護の経験を認知症の包括ケアに生かしたい」と考えていました。

しかし、実際に携わってみると、認知症ケアには一般病棟での看護
とは異なる専門的な知識とスキルの修得が必要であることを痛感し、
まずケアマネジャーの資格を取得しました。ケアプランは認知症の人
のおのおののケアニーズを満たすための土台と考えたからです。

さらに積極的に認知症関連の研修会にも参加し、ある講習会で観た
グループホームのケアの映像に強い感銘を受けました。

認知症のため病院を転々としてきた高齢女性は、ある病院内で、
歩き回るためベッドに拘束されていました。退院して、グループホー
ムで生活しながらケアを受けたところ、歩き回ることがおさまり、
若い女性の介護職に着物を着付けしてあげられるほどに立ち直って
いくのです。認知症になっても"その人"に相応しいケアを提供す
れば、人間らしく生きられることを明らかにした説得力のある映像
でした。

私は「認知症看護を専門領域とした総合的・体系的な研修を受けた
い」と思い、特養を退職して看護研修学校に入学しました。

修了後、DCNとして実践的にスキルを磨くべく、認知症ケアを積
極的に展開している特養に再就職しました。

■ 利用者の"生活"を第一に考える特養のケア

特養では、医療の場とは異なり、それぞれの利用者の"生活"が営
まれています。多くの利用者は施設で最期まで暮らし、老衰を迎え、
看取りとなります。同じ区内（地域）からの入居がほとんどであり、
施設職員が利用者のこれまでの生活の場を確認できます。

また、利用者の家族も多くは近隣に在住しているため、面会時間の
配慮や、施設でも家族と利用者が共に過ごせる居場所の確保など、よ
り家族が来所しやすい環境を整えることで、施設職員と家族が共にケ

キーフレーズ

ある講習会で観たグルー
プホームのケアの映像に
強い感銘

認知症高齢者介護・研修
DVD「ぼけなんか恐くな
い～グループホームで立
ち直る人々～」高齢社会を
よくする女性の会・京都
/1999年/80分

グループホームケアに
よって、認知症のお年寄
りが立ち直っていく過程
を実写の映像で追ったド
キュメンタリー。認知症
になっても、その人に相
応しいケアさえあれば、
人間らしく生きられるこ
とを説得力のある映像で
明らかにしています。

アすることが可能となります。

　生活の場である特養では、実際にケアに携わるのは多くは介護職です。介護職の"生活の視点"は、病院勤務で今まで当たり前にやってきたことが施設では当たり前ではないことに気づかせてくれます。具体的には、「身体拘束をしない」「特養の居室でペットの犬と過ごす」「刺身などの生ものを食べる」「包丁を使ってジャガイモの皮をむく」など、安全に配慮した上で普段の生活を可能にしていました。

　「PEAPの8次元」に基づいた環境づくりに取り組み、利用者にとって環境がいかに大切であり、施設職員をはじめとする周りの人全てが、環境の一部であることを自覚し、それに努めていました。

　また、特養においてボランティアは、利用者の生活に潤いを与える大きな存在です。特養の医療職は疾患に関連した生活への影響を視野に入れ、ボランティアコーディネーターと密な連携をはかっています。

　次に、私が特養に入って、「病院と違って印象的だ」と思った3つのケアについて振り返ります。

キーフレーズ

「PEAPの8次元」に基づいた環境づくり

【PEAPの8次元】
①見当識への支援
②機能的な能力への支援
③環境における刺激の質と調整
④安全と安心への支援
⑤生活の継続性への支援
⑥自己選択への支援
⑦プライバシーの確保
⑧ふれあいの促進

[出典]
中島紀惠子：認知症の人びとの看護　第3版, 医歯薬出版株式会社, p.142-143, 2017.

施設での印象的なケア① 「オーダーメイドのケア」

　特養では「利用者がうまくできないことを介護者が手伝ってしまうと、できていたこともできなくなり、利用者の持てる力を奪ってしまうとともに、介護の負担が増す」ことを、多くの介護職は理解していました。

　利用者の身体機能や認知症の症状はさまざまで、ケアは画一的ではありません。利用者それぞれに「オーダーメイドのケア」が必要であり、具体的で細やかな個別のケアプランを利用者を含めて関わる人全員で実践することで、利用者の不自由さをいくらかでも軽減でき、"その人"らしく暮らすことができます。

　特養では、家族の協力を得て、センター方式のシートを活用し、利用者の具体的な情報でアセスメントしていました。「生活行動」においては、利用者の「意向・好み」「自分でできること／していること」「サポートが必要なこと」の視点から、利用者の日課に沿った「24時間のアセスメントシート」を活用していました。

　「食事」に関して例をあげると、自分で食べることができなくなった利用者に対し、どうすれば少しでも自分で食べることができるようになるかを考えます。

　「栄養士と相談して、食事の形態を変えてみる」「箸、スプーン、ど

キーフレーズ

センター方式のシートを活用

　センター方式は、認知症介護研究・研修東京センターで開発された「本人を共に支えているさまざまな職種や立場の人たちが連携を具体的に進めていくための道具」で、5領域16枚のシートで構成されています。詳細は下記URLで。

https://www.dcnet.gr.jp/study/centermethod/

のような自助具であれば、自分で把持することができるか試してみる」「深い皿、ワンプレート、模様のない皿などを選択できるように、さまざまな食器を準備する」「食事をする場所、席、食事を共にする人を変えてみる」「箸とお椀を手に持ってもらい、食べることを勧める声かけをする」「最初の一口目は介助する」など、その人の食べ始めの契機となる支援を見つけ出す努力をしていました。

見いだした手段をケアプランに組み込み、入居者1人ひとりの生活習慣や個性を尊重したオーダーメイド・ケアに生かすことの根本は、今の利用者のことを知りたい、何とかしたいという、利用者への「優しさ」、それは、パーソン・センタード・ケア（以下：PCC）を解説している図にある花びらの中心となっている「愛」なのではないかと気づきました。

施設での印象的なケア②「環境づくり」

利用者の笑顔があり、趣味の編み物や将棋、トランプなどのゲームに集中している姿を目の当たりにし、認知症があっても、ケアが適切であれば穏やかに過ごすことができること、つまり「環境」がいかに大切であるかを強く認識しました。

入居前の生活の場を実際に見ることはとても重要であり、看護師・介護職・生活相談員が、それぞれの視点で情報収集を行い、入居の検討をしていました。入居前にしていたことで、施設で継続できることは継続するよう検討します。

それは同時に「本人・家族が何を大切にしているか」を理解する貴重な機会となっていました。本人に、これまでの暮らし方、好みなどの意向を直接うかがいます。家族が代弁する場面が多々あり、それは家族の施設への望みでもありました。そのように感じた事例を2つ、紹介します。

[事例：Aさん／90歳代女性／要介護度5／アルツハイマー型認知症]

Aさんは「障害高齢者の日常生活自立度」がA1、「認知症高齢者の日常生活自立度」がⅢb。ベッドに馴染みのないAさんの居室は、畳の部屋に改装して、タンス・鏡台・テレビ・小さなテーブルと座椅子・座布団、そして布団など“自宅にあるもの”を持参してもらった。壁にはお気に入りの絵や花、帽子を飾り、自宅の部屋を再現した。

特養の職員が「お部屋にお邪魔してもいいですか？」と伺うと、A

キーフレーズ

パーソン・センタード・ケア（以下：PCC）を解説している図

認知症の人びとの主な心理的ニーズを、「愛」を中心に5枚の花弁で表した図。それぞれの花弁には「なぐさめ」「自分であること」「たずさわること」「共にいること」「結びつき」と書かれています。

[出典]
トム・キットウッド：認知症のパーソン センタード ケア 新しいケアの文化へ，クリエイツかもがわ，p.142, 2017.

さんは自ら部屋まで案内をし、座布団を勧めてくれた。

[事例：Bさん／80歳代女性／要介護度5／認知症、四肢拘縮あり]

　Bさんは「障害高齢者の日常生活自立度」がA2、「認知症高齢者の日常生活自立度」がⅣ。介護職は毎朝、鏡の前で、ぬれタオルでBさんの顔を拭き、Bさん愛用のクリームを塗る。そして、眼鏡をかけて、前髪に飾りのついたピン止めをつけることを繰り返している。

　自宅から施設に場所が変わっても、今までBさんが大切にしてきてきたことを継続することができていた。利用者にとって「何がお気に入りであるかを知っている人がそばにいて気にかけてくれること」は、確かに安心した表情につながっていた。

施設での印象的なケア③ 「看取り」

　特養での看取りは増加傾向にあります。日常の生活の延長線上にある老衰、そして死。自然な死をどう支えるか、それを実現するために、利用者の日々の生活を支えていく中で、利用者がどのような人生の最終段階を迎えるか、どのような支援が必要かを見据えていくことが求められています。

　本人・家族の意向だけでなく、医師・介護職・看護師など関わっているメンバーで、よい旅立ちの在り方を考えていかないと、警察の介入による検死もあり得ることを、私は特養に来て知りました。

　今まで、特養で何人もの利用者の看取りに携わりました。それぞれの看取りがあり、「最期に○○できてよかった」と思えること、「○○できればよかったのに」と後悔することを振り返る、その積み重ねは自分自身、そして家族の死生観の育成につながっています。

[事例：Cさん／80歳代女性／要介護度5／認知症、慢性心不全]

　Cさんは、「障害高齢者の日常生活自立度」がA2、「認知症高齢者の日常生活自立度」がⅣ。徐々に食事量が減少し、嘔吐することが多くなった。意識レベルが低下し、配置医師は「老衰である」と判断した。医師から家族に「老衰により消化機能が低下しており、食事は無理をせず、食べたいものを食べられるだけでよい。施設では点滴はしていないが、希望であれば外来での点滴が可能である。在宅酸素の使用もできる」と説明した。

　Cさんは入居当時より、家族共に施設での看取りを希望していた。

キーフレーズ

自分自身、そして家族の死生観の育成

　「看取り」に関わる看護職は、自分自身の"死生観"を持つことが大切と感じています。病院での最期と異なり、特養での看取りは"その人"の生き方に触れることができ、自らの死生観の醸成に大きな影響を与えてくれています。

経管栄養や胃瘻も望んでいなかった。しかし、家族は「もし、何らかの新たな病変のために食欲が低下しているのであれば、疾患を探り、治療をしたい」と希望した。そこで、医師に家族の意向を説明すると、本人に負担をかけないように、外来でできる、腫瘍マーカー検査を含めた採血・心電図・CT検査の提案があり、配置医師の所属する病院の外来に数日後、看護師が同行して受診した。

Cさんは血液検査や心電図に異常はなかったが、CT上で膵臓の萎縮が見られた。全ての検査結果は配置医師より直接家族に説明した。血液検査のときに採血に時間を要したこと、本人の苦痛の表情を目の当たりにした家族は「痛いのはかわいそう」と点滴を希望しなかった。

その後、家族は毎日、Cさんのそばに付き添い、声をかけていた。Cさんは、手足のマッサージや丁寧な口腔ケアなどを受けながら、居室での家族との時間を過ごし、1カ月後に亡くなった。

このCさんのケースで、私は"その人"らしい尊厳のある最期を迎えるために、家族・介護職など、その人に関わる人たちの納得が得られるように選択肢を示し、意思決定を支援することが看護師の重要な役割であることを学びました。

「死」はタブーではなく、意思が表明できるときに、意思表示するための支援を行っておくことが大切です。本人は認知症で明確な言葉が出なくても、"代弁者"となれるよう、「本人の望み」は何か探るための意図のある積極的なアプローチが看護師に求められています。

DCNとして施設で看護実践をする上で一番心がけていること

施設におけるDCNの役割を考えると、
・生活の場における生活者の視点を持ったケアの実践
・馴染みの関係により得られる高齢者理解
・レスパイトケアを含む家族支援
・家族・近隣施設を含めた多職種との広範なチーム連携
などにおいて、"よい橋渡し"の存在でいることのように思います。

トム・キットウッドに師事し、継承したドーン・ブルッカーは、PCCの4要素（VIPS）として、「人々の価値を認める」「個人の独自性を尊重したアプローチ」「その人の視点に立つ」「相互に支え合う社会的環境」を挙げています。

キーフレーズ

「本人の望み」は何か探るための意図のある積極的なアプローチが看護師に求められている

　自分の意思を明確に表明できない認知症の人の場合、病状や体調も考慮しながら"その人"の思いを探ることができるのが看護師の強みです。積極的なアプローチが求められる所以です。

PCCは「認知症の人中心の視点に立ったケア」と誤解されやすいのですが、実際は、ケアに関わるスタッフも医師も同様に「パーソン」に含まれており、入居者を中心に、ケアの目標を家族や直接ケアをする人たちと共有することが望まれています。DCNとしては、その輪の中に入り、さらに認知症の人ケアに関わる全てのステークホルダーを丁寧につないでいくことが、さらなるスキルとキャリアを磨く機会と受けとめています。

認知症の人がどのような思いでいるのかを推し量り、利用者の思いに寄り添おうとする志を持って、利用者との丁寧な関わりを心がけています。認知症の人が本当に希望していることを把握することは容易ではありませんが、不適切な対応がBPSDの増悪の要因となることを理解し、言動に注目し、その人が何を伝えようとしているのか、なぜそのような行動をするのかを考え、その人の表現したいことを受けとめる努力をしています。そのような事例を2つ、紹介します。

[事例：Dさん／90歳代女性／要介護度5／認知症]

Dさんは、「障害高齢者の日常生活自立度」がA2、「認知症高齢者の日常生活自立度」がⅡa。独居から施設入居となった。「帰りたい」気持ちは強いが、「帰れない」ことを理解しているようにも思えた。しかし、夕方になるとDさんは「家に帰ります」「こんなところに居たくない」と玄関に向かう。落ち着かない時間帯は、できるだけ職員（介護職・生活相談員・看護師・栄養士）がそばに付き添い、ソファに一緒に腰かけ、ゆっくり話ができる時間をつくった。

Dさんの「帰りたい」気持ちに同意し、傾聴する姿勢で、帰宅する話から、家のこと、飼い犬のこと、近隣住民との関わり、子どもの頃の話など、話題を少しずつ変えていくことで、Dさんの「帰りたい」という言葉が消えていくこともあった。

日常生活での職員の関わりに加え、足のマッサージをしながらの会話、Dさんと気の合うショートステイ利用者やボランティアとの会話の時間も設けた。時間をかけてDさんと向かい合ってくれるボランティアから得る情報は貴重であり、Dさんとの会話はさらに広がった。「いいの？　これでいいの？」「よろしくね」「頼りにしているわ」という言葉がDさんから聞かれるようになった。

名前はわからないけれど、見たことのある人が近くに居て、言葉をかけてくれ、話を聴いてくれる。自分のことをわかってくれている、自分が受け止められていると感じ、ここに居てもいいんだな、ここ

に居れば大丈夫——Dさんはスタッフの関わりで、このように思い、安心して過ごす時間が増えたのではないでしょうか。

［事例：Eさん／90歳代女性／アルツハイマー型認知症］

Eさんは、「障害高齢者の日常生活自立度」がA2、「認知症高齢者の日常生活自立度」がⅣ。食事は小さなお椀に小分けにしてテーブルに置くと、箸を使って自分で食べることができていたが、コップに入った飲み物を床に流し捨てることがときどきあった。

「飲み物がまずかったから、もういらないのでは」「何かしらの不快なことがあったのか」「職員を呼ぶサインだろう」といろいろ考え、家族に話をすると、「母は、昔からとても熱いお茶が好きで、冷めたお茶は庭に流して捨てていました。私のお茶もまだ残っていても、すぐに捨ててしまうんです」と言われた。

これを聞いて、お茶が冷めたらすぐに温め直して提供するようにした。Eさんの床に流す行為は減少した。

人には歴史があり、時間の重みがあります。それにより、一人ひとりメッセージの表出方法も変わってくると思います。その人の出身地や、仕事・趣味・時代背景・暮らしぶりといった"生活史"を知ることは、認知症の人の言動を理解する手がかりとなります。また、手続き記憶「昔取った杵柄」への刺激を通してコミュニケーションの活性化をはかり、感情の交流を高めることもできます。

生きてきた過程の情報を得たり、本人の人生を振り返る時間をつくったりすることは、家族にとっても私たちにとっても、"その人"個人を見つめ直す機会となります。"その人"の来し方行く末を家族に確認し、家族と共に「意思の尊重」について考えることを忘れてはならないと思います。

「生活」の場である施設における看護師としての役割

☐ 家族も含めた「多職種協働」が大切

特養を最も特徴づける要因は「多職種協働」体制にあります。利用者を中心に、家族・看護師・介護職・医師・施設管理責任者・生活相談員・管理栄養士・ボランティアなどが密接につながっており、特に看護師と介護職の協働は不可欠です。認知症の専門的な知識を持った

視点での看護介入と利用者と馴染みの関係にある施設介護職の利用者への生活者の視点を持ったケアの融合により、個々の利用者に寄り添ったケアを学ぶことができます。そして、両方の視点を持ち合わせるDCNは「DCNとしての役割モデル」を果たすことができると考えます。

家族との対話の中では「家族の対応を否定しないよう注意する」必要があります。自宅介護ではできなかったことも、施設ではできることがあります。利用者が施設で穏やかに過ごしていることは望ましいことではありますが、介護してきた家族は率直に喜べない場合もあります。「自分の力不足でうまく対応できなかったために、施設に入居させてしまった」という負い目を持つ家族もいます。

入居したら「施設にお任せください」ではなく、家族の力が必要であり、「ご家族と私たち職員とで一緒にご本人を支えましょう」という"ケアチームの一員となる意思確認・同意"（一種の契約）が必須だと思います。

望まれる、施設と病院の看護職の情報連携

利用者が入院となる契機の多くは、転倒による骨折と肺炎による呼吸状態の悪化です。そして、多くの入院先では、治療優先のために何かしらの身体拘束がされてしまいます。「体幹抑制」「車いすにベルトで体幹を固定」「ミトン装着」「つなぎ服着用」がありますが、四肢拘縮があり、自ら体を動かすことができないにもかかわらず拘束されている場合もありました。このケースでは、家族は「事故があっては困るから」と拘束を承諾したとのことです。そして、治療を終えて、利用者が施設に戻ると、家族は「病院では寝かせきりにしないで起こしてくれた。会話はできないが、看護師が話しかけてくれ、笑顔がみられた。口腔ケアがとても丁寧だった」と病院での看護に感謝していました。拘束をしていても、このように感謝されたのは、病院関係者が家族と対話し、家族の入院・治療に関する期待、不安の理解に努めた結果と思われます。

しかし、逆に、「物忘れが進み、2度と入院させたくない」と言う家族もいました。この場合は、認知症の人が「患者」になるときの悪影響やどのような状態になれば退院できるか等の現状と予測についての説明不足も要因の1つと推測されます。最善を尽くした治療であっても、本人の意にそぐわない身体拘束に対し、家族が本人を苦しめてしまったのではないかと悔やむことがないよう、全ての関係者があらゆる方向から真摯に本人と家族を支えなくてはいけないと思い

ます。

　利用者の"その人"らしい生活・習慣、利用者の「○○のように生活したい」という意欲などの情報、また、利用者の望む生活の実現のために施設職員が行っている細やかな支援の情報について、特養から病院への情報提供が望まれます。それをもとに入院・治療という環境の変化による利用者の不安や混乱を少しでも軽減できるよう、馴染みの生活の継続を保つ工夫も必要です。そうすれば、身体拘束は避けられると思います。

　前述したPEAPは、医療の場において、そのまま活用できない部分はありますが、"認知症の人本位の環境支援指針"という点では多分に活用できます。医療機関においても、認知症の人の特性を踏まえた生活環境づくりの視点は不可欠であると考えます。変化する利用者の状況に合わせて、病院の看護師が求める情報をタイムリーに提供できるよう、特養と病院看護師の"顔の見える関係性"が望まれます。

▣ ショートステイの活用を勧める

　特養の入居者になる前の家族へのアドバイスとして、私は「ショートステイの活用」を勧めています。「自宅では入らないのに入浴ができる」「食事摂取量が増えて、顔色や表情がよくなる」「臀部の皮膚状態が改善した」など、家族に言われると、職員のモチベーションアップにもつながっています。

　ショートステイは、自宅ではどのような環境で過ごし、何のために何を、どのような方法でいつ、誰が介護しているのか、利用者の状態の変化の有無を確認する場としても有効です。ショートステイの送り迎えで家族と施設職員の情報共有ができ、とても重要です。

　前職場では、ショートステイ利用者に固定的に職員が配置されていました。馴染みの関係を築きやすく、職員が家族との何気ない会話から情報を引き出す場面や、個々の利用者の楽しみを見つけ、共に楽しんでいる場面には感心させられることもあります。

　自宅での生活をそのまま再現することは困難であっても、代替えとなる生活リハビリやレクリエーション活動を通して、本人の持てる力を奪わない支援が大切です。そのためには家族と協力して、今、ここでできるケアは何かを検討し、チーム一丸となって取り組まなければなりません。認知症の家族会の集まりの場でも、家族がいかにショートステイを頼りにしているかを目の当たりにしました。そして、受け入れる側として、その期待に応える覚悟がなければ、一気に信頼を失うことに気づかされました。

キーフレーズ

病院の看護師が求める情報をタイムリーに提供

　病院の看護師は、その環境上、認知症の人の生活について深く知るには限界があります。そのため、施設の看護師は病院看護師に不足した情報を積極的に提供する必要があります。それが、よりよい退院、そして施設での生活の継続につながると思います。

＊病院にいた頃の自分に伝えたいこと

　今、病院にいた最後の頃の自分を振り返ると、さまざまな場での看護を経験し、リアルな現場を知っていることは、自身の大きな強みだったと思います。しかし、例えば "連携" の必要性について理解していたかというと、そこで出会った "患者の今" のみに捉われて、疾患を治す、苦痛を取り除くことに重点を置き、患者の "これまで" や "これから" に想いを寄せてはいませんでした。

　患者の今と今後を支えるには、患者の "これまで" を知らなくては無理です。そして、病院での療養は、患者の "生活" の一部に過ぎず、退院後の生活を見据えた看護が必要です。患者の自宅や施設といった "生活の場" を知ること、認知症の進行のいつの時点で、どこで、誰と、どのように暮らしていて、また暮らしていくのかを念頭に、入院中にできることは何かを考えるためには、本人・家族との対話も欠かせません。

　これらを解決する１つの方法として「特養での臨地実習を体験しよう。貴重な経験が得られるよ」と、あの頃の自分に伝えてあげたいです。

DCN として地域に飛び出して認知症看護を展開する

特養で学生実習を引き受け、施設看護の発信を行う

　私は、ユニット型特養に勤務していたとき、DCN の教育課程研修生の臨地実習を受け入れ、指導・支援してきました。

　特養での臨地実習は、

①生活の場における「生活者」の視点をもったケアの実践

②高齢者理解

③多職種との連携の中で看護の本質的な役割機能を学ぶ

など、一般急性期病棟とは異なる認知症の人へのケアを現実に体験する意味で、研修生にとって有意義だと思います。一方、教育指導者にとっても意義があり、「特養における臨地実習実践」をテーマに、日本認知症ケア学会に３年連続で演題発表しています。

　さらに、私が大学院修士課程に進学したとき、「ユニット型特別養護老人ホームにおける認知症看護認定看護師教育課程臨地実習の意義」をテーマに質的研究を行いました。そして、「認知症看護認定看護師教育課程における特別養護老人ホーム等の臨地実習導入の検討」

という修士論文を作成し、特養を最も特徴づける要因は「多職種協働」体制にあることをアピールしました。

■ 「若年認知症の人の家族の会」に関わって地域に認知症看護を展開

今後、さらなる高齢化に伴い、各地域で医師・薬剤師・看護師・介護職などの多職種連携を軸に、地域包括ケアシステムの構築が急務です。私はDCNとしても、地域密着型の取り組みの中で認知症の人を支援していきたいと願っています。

その一環として、若年認知症の人を対象にした家族会に、私はオブザーバーとして参加しています。家族会に参加する中で、当事者が自己紹介や近況報告するときなど、認知症であるとは思えないときが多々あります。言動の中に思いやり、ときにはちょっとした皮肉や、大笑いするようなユーモアが見いだされます。

「毎朝の散歩で、口笛を吹きながら上を向いて元気に歩きます」
「アミロイドをぶっ飛ばせと頑張っています」
「スマートフォンを使いこなして、まあ自分なりになんとかやっています」

当事者の発するこれらの言葉は、認知症に負けてばかりいられない、跳ね返そうとするポジティブな姿勢に触れ、感動さえします。

生活にはぎこちなさがあっても、持っている力は多くあり、それがうまく発揮できるときとそうでないときがあります。家族会はその人の持てる力を引き出すことのできる大切な場所の1つだと思います。

特養を退職し、今、私は若年認知症の家族会でDCNとして、さまざまなことに取り組み始めました。今、目の前にいる認知症の人本人、家族は、何に困難を感じているのか。その困難を解決するために、自分に何ができるか、自分は何をするべきか。DCNの教育課程での学び、これまでの施設看護の経験、家族会における家族、本人からの学びを活かして、本人、家族の代弁者となり、ニッチな部分に関わり、支援の輪につなげて、地域で求められていることを適確に実践することをめざしています。

【引用・参考文献】
1）中島紀惠子：認知症の人びとの看護　第3版, 医歯薬出版株式会社, p.142-143, 2017.
2）トム・キットウッド：認知症のパーソン センタード ケア—新しいケアの文化へ, クリエイツかもがわ, p.142, 2017.
3）ドーン・ブルッカー：VIPSですすめるパーソン・センタード・ケア, クリエイツかもがわ, p.19, 2010.
4）水野裕：実践パーソン・センタード・ケア—認知症をもつ人たちの支援のために, ワールドプランニング, p.128, 2008.

キーフレーズ

家族会はその人の持てる力を引き出すことのできる大切な場所

今、家族会に深く関わるようになって、より実感しているのが"認知症の人の力が引き出される場所"であるということです。認知症の人のケアに関わる専門職が家族会とつながることで、自らの認知症ケアの力が向上すると思います。

"認知症の人"の思いや考えを 大切にした看護実践を積み重ねて

多摩平の森の病院 認知症疾患医療センター　専従相談員
認知症看護認定看護師　**林 直哉**

「生活の継続」をめざす認知症看護　実践のポイント

① 「5つの基本的ケア」で"認知症の人"の生活リズムを整える

② 常に「生活が豊かになるために治療をする」という姿勢で臨む

③ 本当にわかり合うためには「人間対人間」の付き合いが必要かもしれない

　私が所属する「多摩平の森の病院」(以下：当施設)は認知症疾患療養病棟を有する介護療養型医療施設です。介護療養型医療施設は、介護保険法において「要介護者に対し療養上の管理、看護、医学的管理の下における介護その他の世話及び機能訓練その他必要な医療を行うことを目的とする施設」と定義されています。

上川病院の伝統を引き継ぐ 認知症の人の尊厳を守るためのケア

　当施設は、他の介護保険施設と比べると、医師が常駐し、看護職員がより多く(看護職員・介護職員共に6：1配置)、一般病院に近いと思います。また、認知症疾患療養病棟の看護職員配置基準は4：1であり、当施設独自にさらに看護・介護共に増員しているので、スタッフが多い中で認知症ケアをしているといえます。しかし、対象者へは

■ [施設の概要] 多摩平の森の病院 ■

[病 床 数]	回復期リハ病棟48床／認知症疾患療養病棟78床
[設 置 主 体]	医療法人社団 充会
[開 設 日]	2017年(前身は1970年開設の上川病院)
[併 設 施 設]	短時間型デイケア、認知症疾患医療センターほか

[所 在 地 等]
〒191-0062 東京都日野市多摩平3-1-17
TEL：042-843-1777
https://www.tamadairanomorino-hospital.mitsurukai.com/

「治療」ではなく「生活」が重視されているという点で、介護保険施設の大きな特徴は共通しています。

認知症疾患療養病棟は2フロア（各39床）で、認知症の人だけを対象にしています。私はその病棟で約8年間、勤務していました。各フロアで看護師と介護職が中心となるチームによって認知症ケアがなされます。看護師も介護職と一緒に生活ケアに入りながら、必要時に医療処置を実施します。私はそのような介護職との協働をしてきましたが、現在は認知症疾患医療センターでもある当施設のセンター専従相談員として、認知症外来・認知症初期集中支援チーム・認知症カフェ・地域啓発活動等に携わっています。

当施設は日野市に移転する前、八王子市にあった「上川病院」という施設でした。現在同様に認知症疾患療養病棟を有し、1986年から全国に先駆けて「身体拘束廃止」[1]に取り組みました。その取り組みは、1998年の介護療養型医療施設全国研究会「抑制廃止福岡宣言」や、1999年の介護保険施設等の運営基準として身体拘束を禁止する厚生省令に結び付きました。上川病院がめざした認知症の人の尊厳を守るためのケアは現在も当施設で続いています。

学生時代から関心があった認知症の看護

私は現在看護師として13年目を迎えていますが、その多くを介護保険施設で働いています。約2年前からは認知症看護認定看護師（以下：DCN）の資格を取得し、より専門性を求められるようになりました。

さかのぼると、学生時代から認知症に関心があり、有志で勉強会やボランティアなどの活動をしていました。そのように活動してきたのは、講義で「認知症の人の主観的体験（感じ、考えること）」について考える機会があったからです。そこで社会学者の出口泰靖氏が講義され、大変衝撃を受けました。出口氏は認知症の人たちとの関わりをフィールドワークし、当時よく言われていた「"痴呆"の人はつらいことも苦しいことも忘れるから幸せだ」という言説を疑って[2]、認知症に関する画期的な知見を明らかにした人です。当時、認知症を「全てわけがわからなくなる病気」と思っていた私に「認知症の人たちは何も考えていないわけではない、幸せなだけではない。私たちと同じようにいろいろなことを考え、感じている」と思い直させました。

同時に私は、祖父母のことも思い出していました。おじいちゃん・おばあちゃんっ子であった私は、当時、老いて「ぼけ」始めていた2人を大切に思っていました。ですから「認知症の人の思いをないがし

ろにしない」ということをテーマにした出口氏の講義に深い共感を覚えたのです。

ただ、私は認知症看護への関心を持ちながらも急性期看護にも憧れ、看護師資格を取った当初は急性期病棟、手術室に勤務しました。約5年間勤務し、いろいろな縁で急性期で働き続けることを考える機会が得られました。そのとき学生時代の関心がよみがえり、一念発起して認知症看護領域へ進みました。東京で認知症看護に特化した施設を探したところ、「上川病院」が見つかり、偶然そこが介護保険施設だったのでした。

多職種連携による「5つの基本的ケア」と薬剤調整で認知症の人を支える

上川病院で行われていた認知症看護は、認知症の人の尊厳を守るためのものでした。身体拘束を廃止しても認知症の人が心穏やかに生活していくために生活リズムを整えることを「5つの基本的ケア」（図1）として掲げていました。「起きる」「食べる」をベースに、「排泄」や「清潔」を整えて、「アクティビティ（生活の活性）」で心地良い刺激があることによって、身体拘束なしに認知症の人が心穏やかに日々生活していくことができるという考え方です。

私が就職したときも、まさにこの実践がなされていました。他施設では認知症の行動・心理症状（以下：BPSD）が強く出て手に負えない人、寝たきりとなった人なども、当施設へやってくると、心穏やかになったり、起きて歩けるようになったりしました。このような専門的な認知症ケア実践は、当時は口頭や先輩の背中を見て伝えられていたのですが、日野市への移転に際して、長年培ってきた「上川病院の認知症ケア」を言語化する必要性が出てきて、現在は「認知症ケアマニュアル」という形でまとめられました。これによる新人研修等でのケアの伝達や日々のケアの見直しが行われていますが、まだ十分に活用できているわけではなく課題も残ります。

次に、「5つの基本的ケア」を実践した具体例を紹介します。施設で生活をしている認知症の人を多職種で支えている事例です。

［事例：Aさん／80歳代男性／要介護度5／血管性認知症］

血管性認知症のAさんは病院から非常にシビアな状態で当施設に来た。ADL全介助、寝たきりの状態で経管栄養をし、自己抜管の恐れがあるので身体拘束をされていた。

図1 5つの基本的ケア（多摩平の森の病院）

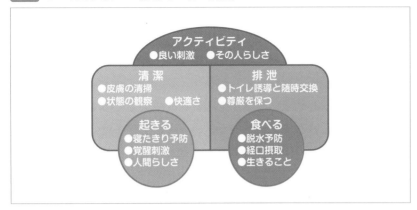

https://www.tamadairanomorino-hospital.mitsurukai.com/

　当施設に来てすぐ、「5つの基本的ケア」の1つ「起きる」の支援が始まった。「身体に影響するから」と寝たきりの状態にはせず、Aさんの持っている能力を信じて、また生活の豊かさをめざして、身体状況にも十分配慮しながら「起きる」ことを試みた。するとAさんには思った以上に表情豊かでコミュニケーションができ、手指の自動運動が保たれていることがわかった。そこで、血圧変動に注意しながら離床時間や車いすのリクライニング角度を上げていった。

　次に「食べる」の支援では、食事を介助で提供するとむせることがあったが、開口はよく、徐々に自分で食器を手に持って食べ始めた。2週間程度で、椅子で坐位を保ち、自力で食事が摂れるようになった。失われていると思われた「食べる」能力も整えることができた。

　しかし、ADL改善に伴って、不安定な歩行での歩き回りや帰宅願望が出始めた。看護・介護チームは日々話し合い、排泄や食欲、疲労といった生理的欲求に「5つの基本的ケア」で対応した。

　前立腺肥大や便秘などで不快があった「排泄」の支援では、排尿間隔を見ながらトイレ誘導をしたり、下剤コントロールをしながらトイレへ座って腹圧をかけ、腹部マッサージをしたりすることで落ち着いてきた。欲求を正確に訴えられないAさんの思いを汲みとって、ときには温かい飲み物を提供したり、夜間の睡眠に影響しない程度で休憩時間を取り入れたりした。また、「清潔」の支援では、入浴が好きだったので血圧変動に配慮しながらできる限りゆっくり入っていただいた。また、皮膚の乾燥しやすさに対し、こまめに保湿剤を塗布し、衣服の素材も不快のないよう配慮した。

　このように「5つの基本的ケア」の「起きる」「食べる」「排泄」「清潔」

を整えることで、Aさんは落ち着かなくなることがあっても、しばらく経つと穏やかになることが増えました。また、穏やかに過ごしているときには、趣味だった登山や、優秀なビジネスマンだったことに関する話をすることや、好きだった歌や体操、外気浴の時間を積極的につくることでAさんは喜びました。「5つの基本的ケア」の「アクティビティ」という心地よい刺激が生きる意欲や生きていてよい、生きることを支えてくれる人たちがいるという存在意義を見いだしたように思えます。他者との関係性の中で生きる実感も得られていたのではないでしょうか。

◼ 看護・介護チームと医師の密な情報共有による適切な薬剤調整

　Aさんには心疾患の既往がありました。呼吸や循環への影響が出てくるとBPSDやせん妄と思われる症状が見られ、看護師を中心に身体状況変化の早期発見に努め、医師との情報共有、薬剤調整をしました。看護・介護チームはAさんのために一生懸命ケアを工夫しましたが、それでも落ち着かなかったり、怒ったりすることがありました。認知症ケアは非薬物療法だけではうまくいかないので、私たち看護・介護チームは医師ともタッグを組んで、情報共有・カンファレンスを日々行っています。

　Aさんにも向精神薬が処方されていましたが、少量であって、高齢者に有害とされる多剤併用にも注意した処方がなされていました。医師はAさんのBPSDに合わせ、かつAさんの心身の負担とならないように慎重に薬物コントロールをしていました。

　また看護・介護チームも日々のAさんの状態を逐一医師に伝え、副作用への早期の対応をしました。向精神薬の副作用で排便障害や姿勢保持・歩行障害が起こった際には速やかに医師に報告し、薬剤の種類や量の調整が行われました。

　「5つの基本的ケア」とAさんに合った薬物療法によって、Aさんは焦燥感が強いときもありましたが、穏やかな様子が増えて、歩き続けることがあっても看護・介護チームが本人の意思に添って共に歩き、満たされたところでさりげなく援助する等、うまく対応できるようになりました。

　いよいよAさんは最期のときを迎えますが、寝たきりの状態から1年以上歩いて、食べて過ごされ、よい表情をされ、家族も大変喜ばれました。この事例では紹介しませんでしたが、他にもPT・OT・STのリハビリスタッフや栄養士・SWやケアマネジャーといった多職種がケアに関わっています。このように当施設では多職種が連携して、「5つの基本的ケア」に基づいて認知症の人のよりよい生活を考え、

支援しています。

看護師に求められる認知症の人の意思に向き合う覚悟

認知症に特化した施設で経験を積む中で、私は「認知症看護をより深く学び、ケアに活かしたい。認知症の人たちの生活をよりよくしたい」という思いが強くなりました。そこでDCNをめざして、聖路加国際大学の教育課程に入学し、2017年に資格を取得しました。資格取得の少し前に「認知症看護認定看護師・施設の会」（以下：施設の会）のことも知り、活動に参加するようになりました。

□「認知症の人の思いや考え」を知ること

前述したように、私には学生時代の認知症に関する決定的な経験があります。ですから、施設に特化した考え方ではありませんが、今も一番大事にしているのは「認知症の人の思いや考え」です。

これを完全に知ることは不可能だとは思います。普通に生活する私たちですら互いの思いを知り合うことは非常に困難です。しかし、「わかろうと努力すること」はできると思います。

認知症の人のわずかな言葉の意味を考え、しぐさを細かに捉え、生活歴や家族の話など、これまでの人生に思いを馳せる中で、認知症の人の思いや考えに少しでも近づけるよう努めるのです。そうすることでその人の生活はよりよくなると考えています。これは、近年トピックになっている「認知症の人の意思決定」や「当事者の発言」ということにも重なると思います。

これまで「生活の在り方を本人と一緒に考える」「ケアの了解を本人に聞いて得る」「ケアが受け入れられない理由を多職種で考える」「コミュニケーションが困難な本人の思いをくみ取る」「本人の人生を紐解いてできる限り心地よい環境を提供する」などに取り組んできました。加えて現在は漫然と行っていた看護実践を言語化し、認知症の人の言動の意味や医学的根拠を考えた実践をできる限り努めています。

□「消極的胃瘻造設の意思」を感じたBさんのケース

私の一番心がけている「認知症の人の思いや考えを大事にした看護実践」ができたかもしれないと思えた事例の1つは、Bさんの意思決定支援です。Bさんは大脳皮質基底核変性症で、進行に伴い嚥下機能が低下して誤嚥性肺炎を発症しました。家族は胃瘻造設を希望していましたが、私は「発語が少なく理解力も低下しているBさんではあっ

キーフレーズ

大脳皮質基底核変性症

進行性かつ非対称性の失行をはじめとする大脳皮質徴候と、筋強剛をはじめとする錐体外路徴候を中核とし、認知機能障害も出現します。

ても胃瘻に対する意思を持っているかもしれない」と考え、本人の意思を探る実践を行いました。

小川[3]は認知症の人の意思確認の方法を、「苦痛も含めた判断能力や理解力を改善できる可能性がある要因を探索し取り除く」「理解しやすい言葉で説明し返事を待つ」「注意を乱しにくい静かな場所、緊張せずに話せる場を提供する」「繰り返し確認する」「非言語的な反応にも注意する」（筆者要約）としています。

私も、落ち着ける環境で、何度も簡単な質問を本人に尋ねる機会を持ちました。また、医師にも本人意思確認の必要性を伝え、医師もそのつもりだったようで賛同してくれ、医師自身も本人意思を確認する場を設けました。さらに、多職種にもこの課題を考えてもらうため、勉強会を開いたり、意見を聞いたりして、皆で本人意思に近づくための努力をしました。ここで私は実践の言語化や多職種連携の調整に努めました。

Bさんは胃瘻をつくることについて首を横に振りますが、家族がBさんに生きていてほしいと胃瘻造設を希望していることを伝えると、ときに涙ぐんで発語しなくなります。若いときの事前意思として「胃瘻は望まない」とも言っていたようです。家族も折を見て本人に尋ねました。2週間ほどかけて家族も含めた本人を取り巻くチームが出した答えは「胃瘻造設」でした。本人は嫌がっているかもしれないが、「家族が言うならば仕方ない」という消極的胃瘻造設の意思を持っているのではないかという結論に至りました。最終的には家族の「生きていてほしい」という思いに涙で応えたBさんの表情で判断したのです。

■ 意思に迫る看護実践には正解がなく、倫理的な配慮が必要

結果、Bさんは胃瘻造設をしますが、注入物を誤嚥することが多くなり、その後しばらくして静かに息を引き取りました。しかし、胃瘻をつくった後、しばらくの間、穏やかな表情で家族と過ごしていた様子は今でも思い出されます。

亡くなった後、多職種チームで行われたデスカンファレンスでは、胃瘻造設を疑問視する発言もありましたが、スタッフ間で肯定的・建設的意見が多く交わされていました。

意思に迫る看護実践には正解がなく、倫理的な配慮が必要です。DCNの役割としても「認知症者の意思を尊重し、権利を擁護する」ことが掲げられています。今後も初心を忘れずに認知症の人の意思に向き合う覚悟が求められていると考えます。

介護保険施設等での経験から考える認知症看護

■ 「悪性の社会心理」として定義される看護とは

次に、私の介護保険施設等での経験から考える認知症看護を示したいと思います。まず、看護師として最初に働いた一般病院で経験していた看護はどうだったでしょうか。

現在も残念ながら行われている病院もあるのでしょうが、「見直しのない身体拘束」「忙しさもあってか、訴え続ける人を無視する」「子ども扱いする」「認知症でわからないからと手術についての説明がない」など、私も含めた病院スタッフは認知症の人につらい思いをさせてしまいました。

これらの行為は認知症ケアの世界的な枠組みであるパーソン・センタード・ケアで定義されている「悪性の社会心理」にあたると考えます。そのような認知症の人にとってよくない看護を経験してきた後、介護保険施設のことをよく知らなかった私が、施設に移ったことで施設で行われていた認知症の人に対する素晴らしい働きかけに気づいたり、病院とは異なる点に驚いたりします。

■ 有機的な多職種協働に看護師として関わる

施設には、まず、認知症の人に配慮した看護・ケアがありました。上川病院は認知症専門施設であったから、より考え、実践されていたともいえるかもしれませんが、介護保険施設で生活する認知症の人の割合[4]は95％以上を占めるのであって、施設においては多かれ少なかれ、認知症の人に配慮した看護・ケアが行われていることが推測されます。実際に在宅や一般病院では心穏やかではなかった認知症の人が、施設に入られることで別人のように日々を楽しまれ、生き生きと生活している事例もあります。

そして、すでに言語化・体系化され、広く知られていることではありますが[5]、施設は治療中心ではなく、「利用者の暮らしの場、生活の場」であるということ。ゆえに病院における治療優先ではなく、その人がどれだけ快適に、その人らしく過ごせるか、人生の最終段階を全うできるかに重点が置かれているということです。この特性は、生活障害が現れ、生活の在り方が大きな影響を与える認知症の人にとってはより意味のあることで、"生活の場"であることが考えられ、実践に活かされるならば、認知症の人の日々はより豊かになり得ると考えられます。

キーフレーズ

パーソン・センタード・ケアで定義されている「悪性の社会心理」

英国の心理学者であるトム・キッドウッドが提唱した考え方が「パーソン・センタード・ケア」。そこにおいて、認知症の人に対する17のよくない態度が「悪性の社会心理」とされています（下記）。

①怖がらせる
②後回しにする
③急がせる
④子ども扱いする
⑤レッテル付けをする
⑥侮辱する
⑦非難する
⑧だましたり、あざむく
⑨わかろうとしない
⑩能力を使わせない
⑪強制する
⑫中断させる
⑬物扱いする
⑭差別する
⑮無視する
⑯のけ者にする
⑰あざける

また、これは「施設の会」も学会発表[6]していることで、前述の当施設での事例でもわかることですが、介護保険施設は多職種連携が常に存在し、特に介護職との連携が大事になります。私は入職当初から介護職の認知症の人の生活に対する思いや卓越した実践を見ており、日々学ばされ、勇気づけられています。このような素晴らしい同志と共に認知症の人のよりよい生活のために議論・協働する機会も得られています。有機的な多職種協働は、認知症の人が心穏やかな最期のときを迎えることにも大切であると考えます。

認知症の人がよりよい"生活"を継続するために

　これまでの話を踏まえて、私が考える"治療"の場である病院と違って"生活"の場である施設において看護師として心がけておきたいことも示したいと思います。

　それは、認知症の人の生活、人生の一部、人によっては人生の最終段階を支えるために、その人について知り、その人の一日一日を少しでもその人らしく過ごすことを、さまざまな職種と一緒に考え、支援することです。そのために予防的にケアしたり、身体疾患の変化に早期に気づいたり、必要に応じて治療を考えたりすることが求められると思いますが、常に「生活が豊かになるために"治療"をする」という姿勢です。その人の生活を考えることは病院においても実は大切なことだとは思いますが、治療が優先される病院では忘れられがちです。しかし「生活を整える」ことこそ看護の原点であり、病院看護師が治療を大事にしながらも忘れてはいけないことではないでしょうか。

☐ 入院・手術が認知症の人に与える影響

　さて、介護保険施設においては他機関との連携も必要になります。まず、一般病院との連携では施設にいる間に疾患や骨折等の外傷で全身状態が変化した場合が考えられますが、この点で考えさせられた事例がありました。

[事例：Cさん／80歳代女性／要介護度5／アルツハイマー型認知症]

　Cさんはアルツハイマー型認知症で、不安が強くなりがちであって、いつも誰かに助けを求めていた。

　そんなCさんは、大腿骨頸部骨折で手術のため一般病院に入院し、術後、当施設へ戻ってきた。Cさんは病院で術後に身体拘束をされ、せん妄にもなり、戻ってきたときには怒りや手が出ることがあり、発

＊病院にいた頃の自分に伝えたいこと

　病院での認知症看護については日本老年看護学会も立場表明をしています[7]。これを自分に当てはめて考えてみます。病院にいた頃の自分は認知症の人につらい思いをさせてきたし、つらい思いをさせられている認知症の人を助けることが十分にはできませんでした。今だったら、そんな自分に、こう伝えることができるでしょう。

　病院で治療をしている認知症の人は不安の中で生活しています。認知症の人には、他のどの人とも同じように「あなたとも同じように」、それまでのかけがえのない人生があり、病院での闘病生活ではない普段の何気ない生活があります。治療や入院生活の全ての不安を取り除くことは難しいとは思いますが、不安を少しでも減らすことは看護の力でできます。不安の少ない状態で住み慣れた地域・施設へ帰ることができれば、認知症の人と家族は安心して、それまでの生活を続けることができると思います。

　地域や施設にはさまざまな専門職がいるので、その人たちと知り合って、協力して、認知症の人と家族の生活を支えていってください。病院ですから治療が滞りなく終わることも重要な仕事です。しかし、生活を整えることこそ、看護師の本当の仕事ではないでしょうか？

する言葉、理解する言葉も少なくなっていた。おそらく入院・手術によって認知症が進行し、攻撃性が増したのだと考えられた。

　これは一概に入院中のケアが原因とはいえない事例とは思いますが、もしかすると身体拘束の長期化や、せん妄へのあまり適切ではない対応によるせん妄の遷延化、退院までのケアの在り方が影響したかもしれません。

□ 他機関の認知症への理解と個別性のある情報の共有が大切

　無視され、刺激の少ない時間が多くなったり、嫌な思いを抱かせるケアがあったりすることが、ストレスとなり、認知症を進行させる、難治性の破局的な BPSD を起こさせることはあります[8]。その人にとっての適切な病院での"生活"、これは施設のようにはできないにせよ、少しでも楽しめることを取り入れたり、なじみのある環境を提供したりすることができるはずですし、院内デイなど実際に実践して効果を得ている病院もあります[9]。

　また、施設から別の施設や在宅へ戻るケースも経験しています。幸

いにも認知症の人が在宅において個別性を考えた適切なサポートを受け、人的・物的環境を整えて、心穏やかな生活を維持することができています。在宅生活を支援するサービス提供者に施設生活で認知症の人のために実践した有意義な情報を伝え、在宅生活に合った形での生活の仕方を工夫していくことが重要だと考えます。

　以上、病院や在宅生活における他機関連携においては、他機関の認知症への理解と個別性のある情報の共有が大切であって、それが認知症の人が生活の場を変えることへの負担を最小化し、よりよい生活を継続していくことにつながると考えます。

“人間対人間”の付き合いを重ねて認知症の看護を深めていきたい

　最後に、今後、認知症の人が急増する状況において「施設で活動するDCNとしてどのような関わりをしていくか」について考えます。そして、病院での認知症看護についても述べたいと思います。

認知症の人へのケアだけでなく、連携と発信にも関わる

　まず、今後の私自身の活動についてです。所属する認知症疾患医療センターにおける地域・関係機関への役割を除いて施設内の展望に限ると、やはり認知症の人への対応が優れていて信頼される専門施設をめざして、地域の受け皿として努力し続けることだと考えます。そのためには、直接、自身が施設内で生活する人々に専門性のある看護を提供できるよう努めることはもちろん、自施設職員の認知症ケア力向上のための指導力・コンサルテーション力を研き、職員のスキルを向上させるような働きかけもより一層求められています。認知症の人が再び地域で望む生活ができるような他機関連携も強化する必要があります。また、自施設のケア実践を人にわかるように言語化し、自施設内外に考えてもらうことも、地域の中にある施設としての理解を深めることになり、必要と考えます。

認知症の人とわかりあうための“人間対人間”の付き合い

　現在、私は認知症疾患医療センターの専従相談員として活動しています。施設の中だけでなく、認知症初期集中支援チームなど地域へ出て看護実践をし、市民も含めたさまざまな立場の人と接する機会も増えていますが、この活動を通じて自分の中にもう1つの“確からしい考え”が出てきています。結局、認知症の人“本人”と少しでもわか

り合うためには、「自分をさらけ出して"人間対人間"の付き合い（看護ではない）をするしかないのではないか」ということです。これは施設内で働いているときにも感じていたことで、認知症の人の心が開かれた瞬間には、人間同士の付き合いの中での喜びや悲しみや触れ合いがありました。

在宅という認知症の人"本人"のフィールドで相対することが多くなった最近では、そのような思いをより強く感じています。「"人間対人間"の付き合いをしなければつながらない」というのは、人間なのだから当たり前のことですし、過去の看護理論家も実践家も指摘してきたことだとは思いますが、実際にはなかなかできていないのではないでしょうか。

乱暴な言い方をすれば、認定看護師なんて肩書はいらないと思うときもあります（認知症の人と対峙するときには必要ないどころか邪魔になることもあると考えます）。"専門家と対象者"という関係が変化し、なくなって"人間対人間"になる、または逆転して対象者から教えられる、支援されるということもあり、それによって結果的に対象者との関係は深まり、よりよい選択肢が見えるかもしれないということです。今、私は、日々の「認知症の人」という面だけではない、ひとりの人間とのお付き合いを、泣き笑い、悪戦苦闘しながら、楽しんでいます。

【引用・参考文献】
1）吉岡充・田中とも江編著：縛らない看護，医学書院，1999.
2）出口泰靖：あなたを「認知症」と呼ぶ前に，生活書院，2016.
3）小川朝生：認知症患者の意思決定支援，緩和ケア，25(3)，p.189-191，2015.
4）厚生労働省：平成28年介護サービス施設・事業所調査の概況
　　https://www.mhlw.go.jp/toukei/saikin/hw/kaigo/service16/index.html
5）公益社団法人日本看護協会編：介護施設の看護実践ガイド第2版，医学書院，2018.
6）日本老年看護学会 第23回学術集会抄録集：多職種連携における施設等で働く認知症看護認定看護師に求められるマネジメント，p.173，2018.
7）日本老年看護学会の立場表明：急性期病院において認知症高齢者を擁護する
　　http://184.73.219.23/rounenkango/news/news160823.htm
8）中島紀惠子監修・編集：認知症の人びとの看護 第3版，医歯薬出版，p.104-105，2017.
9）鈴木みずえ：看護実践能力習熟段階に沿った急性期病院でのステップアップ認知症看護，日本看護協会出版会，p.89-91，2016.

施設の認知症看護経験を生かして
地域のクリニックでケアを実践

湘南いなほクリニック 看護課
看護主任／認知症看護認定看護師　**新倉 健太郎**

「生活の継続」をめざす認知症看護　実践のポイント

① 実践モデルとなる認知症看護認定看護師を探して相談する
② ケアマネジャーと連携し、病院・施設・在宅がつながる看護を展開
③ 「認知症初期集中支援チーム」の専門的な力を積極的に活用する

　私は2019年4月から、地域に密着して、主に認知症高齢者を対象とした外来と訪問診療を行っている在宅療養支援診療所で看護師として働いています。前職場は大学病院で17年間、介護老人保健施設（以下：老健）で2年間、看護を実践していました。

　本稿では、大学病院の精神科病棟での経験を振り返り、その後の老健での認知症看護を整理しつつ、現職場の"まちのクリニック"での取り組みまで報告します。

精神科病棟の認知症看護の質向上のため認知症看護認定看護師をめざす

　2019年に、私は看護師となって20年になりました。看護師として15年、認知症看護認定看護師（以下：DCN）になって5年で、介護老人保健施設の看護師として2年の経験があります。まず、私が病院

■ ［施設の概要］湘南いなほクリニック ■

［スタッフ数］	医師4人（常勤）／17人（非常勤）、看護師4人（常勤）／3人（非常勤）、メディカルスタッフ2人（常勤）／7人（非常勤）　ほか
［設置主体］	医療法人社団みのり会
［開設日］	2011年

［所在地等］
〒254-0014 神奈川県平塚市四之宮1-3-57
TEL：0463-20-5250
http://www.inahoclinic.com/shonan.html

にいながら、DCNをめざした経緯を紹介します。

▣ 病棟に入院してくる認知症患者の変化を目の当たりにして

　DCNを志したのは、今から6年前の2013年、私が大学病院で勤務して15年目のことです。当時、私は精神科病棟に勤務していました。当時、精神科病棟に入院してくる認知症の患者は暴言や暴力など攻撃性の症状が強く、自宅や施設での介護が困難となったケースが多かったように思います。

　このようなケースの大半は、身体拘束や隔離施錠、向精神薬の投与を開始します。それらの行為は、認知症の患者の認知機能の低下に拍車をかけるだけではなく、高齢で身体機能も低下しているところに追い打ちをかけることでADLを急激に低下させ、廃用症候群になってしまう——そんなケースを、私は数多く見てきました。

　入院当初は自分の足で歩き、自宅で生活していた患者が寝たきりの状態となり、自宅に帰ることができず、療養型病院への転院や施設に入所となるケースを多く見てきました。本人や家族は、病気を治す目的で入院したのにも関わらず、病気が治るどころか、今まで以上に認知機能やADLを落として寝たきりにしている、さらに自宅に退院できない状況にしているのです。

▣ 身体拘束の一時中断から解除をめざすが……

　「これじゃいけない」と思った私は、「身体拘束や隔離施錠、向精神薬は本当に必要なのか？」「看護師の関わりでどうにかならないのか？」などを常に考えながら、まずは自分の意識と行動を変えることにしました。すると、多くの認知症患者が、笑顔で優しく、丁寧に他者に声をかけたり、看護師が関わることで穏やかでいられたり、そして患者自身でもできることがたくさんあることがわかりました。

　私は、自分が認知症患者の担当のときはできるだけ拘束を一時中断して、患者自身ができることサポートするように心がけました。さらに拘束の一時中断ではなく、解除までめざしました。

　精神科の身体拘束は精神科指定医の指示がなければ解除することができない決まりがあります。そのため、身体拘束を一時中断することは看護師の判断でできますが、解除するに当たっては医師の判断がいるのです。そこで、私は積極的に医師に患者の状況を伝え、身体拘束の解除を提案してきました。当時は、「身体拘束最小化委員会」などが立ち上がるほど、身体拘束への意識が高まりつつある時代でした。

　しかし、病棟全体としては、実際には目に見えるほど身体拘束が減

ることはありませんでした。身体拘束を減らしていこうというよりも、点滴・尿道カテーテルなど治療に必要なルートの自己抜去、転倒・転落、暴力を受けてスタッフがケガをするのではないかという看護師側の意見が強かったのです。

　一部のスタッフが声を上げても、結局は看護師長やリーダークラスのスタッフが問題意識を持って周りを動かさなければ大きな変化はないことに、私は苛立ちと悶々とした気持ちを抱えていました。

　この気持ちをよく理解してくれたのは、その時期に同じ病棟で一緒に働いていた日本精神科看護協会の精神科認定看護師でした。勤務の合間や休み時間に、その人に自分の認知症の人に対する考えや、「病棟を少しずつ変えていきたい」との意思を熱く語り、自分の考えや行動が間違っていないことをフィードバックしてもらっていました。その精神科認定看護師は精神科疾患や向精神薬の知識が豊富で、医師と同等にコミュニケーションするほどでした。そこで感じたのは「認定看護師ってカッコいい！」の一言でした。

◻ 「認知症の人に恩返しをしたい……」と思って動き出す

　私は、自分には実践経験はあるけれど、そこに知識が伴っていないことを痛感し、「自分も何か1つ関心のある専門分野で、人より秀でた知識と技術を磨きたい」と考え始めるようになりました。

　そんなときに更衣室で偶然に認知症看護認定看護師教育課程入学募集のポスターを目にして、「これだ！」と思いました。

　実は、私は幼いときに認知症であった祖母にかわいがってもらっていました。その体験から「認知症の人に恩返しをしたい」という気持ちがあったのです。さらに看護師を始めて認知症患者との関わりに楽しさを感じており、自分に認知症看護はピッタリだと思いました。

　そして、認知症の専門的な知識を学び、病棟を動かすことができるリーダーシップを養いたいと考え、DCNをめざすことになりました。思ったが吉日、その日から入学試験の準備を始め、2013年4月に日本看護協会看護研修学校に入学し、翌年、DCNの資格を取得しました。

DCNの資格を取得したことで自分のやりたい看護が見えてきた

　DCNの資格を取得し、もともと所属していた精神科病棟で「認知症看護の質の向上をはかろう」と、一病棟看護師として自ら実践モデルとなるために動き始めました。具体的には、認知症患者への声かけ、

丁寧な言葉遣い、本人の思いを尊重した関わりを意識的に行い、また、認知症患者の主治医との合同カンファレンスの際には資料を提示するなどして、エビデンスに基づいたケアの提供などを行いました。

さらに、病棟看護師を対象に認知症に関する勉強会を開催するなど精力的に活動しました。そのことで病棟の看護師だけでなく、医師からも認知症患者に関する質問や相談を受ける機会が増えました。

病棟看護師長には、DCNとしての活動をアピールし、病棟全体の認知症看護の質の向上をはかるための活動にも理解を示してもらいました。また、病棟内の活動だけでなく、月に半日ずつ2日は「認定看護師の活動日」として院内のリエゾンチームの回診に同行し、DCNの視点で意見を求められるようになりました。

□ DCNとして実践モデルを示すも業務に追われる日々……

これらの活動にやりがいを感じていた最中、突然、病棟看護師長との面談がありました。DCNになって8カ月後の2014年12月のことです。看護師長は「看護部長の意向で、循環器外科に異動してほしい」と言うのです。「循環器外科の患者は高齢者が多く、また、開胸や人工心肺を使用する大手術後なので、せん妄が頻発する。そのため、DCNとして、せん妄患者を看てほしい」とのことでした。

私としては、もともとDCNをめざしたきっかけが「精神科病棟での身体拘束、隔離施錠、向精神薬使用について課題を見つけ、改善するための活動をしたい」と切望していたことだったので、資格を取得して1年も経たない内の異動には困惑しました。しかし、「精神科病棟に残りたい」という希望は通らず、翌年2015年3月から循環器外科病棟に配属となりました。

私は、精神科病棟に配属される前、救命病棟で5年間働いていたこともあり、脳神経外科・消化器外科・形成外科の術後の患者は看ていましたが、循環器外科は初めての経験で、新しい分野と環境とで緊張の毎日でした。異動してからはDCNというよりも一看護師として、まずは仕事を覚えることから始めました。徐々に病棟の業務に慣れてきましたが、点滴・創処置などの医療処置やバイタルサイン測定、清潔・排泄・更衣・移動の介助、急変対応、転入・転出の対応など、時間の流れが精神科にいたときとは全く異なっていました。

異動の理由であった「せん妄患者への対応」については、実践モデルとなることができました。循環器外科病棟では、実際にせん妄を引き起こしている患者は多く、病棟看護師への指導をすることで自分の役割を感じることができました。

キーフレーズ

「せん妄患者への対応」については、実践モデルとなることができた

DCNは認知症看護の専門家なので、このように"実践モデル"になることは重要と考えています。近くにDCNがいる場合、認知症看護で悩んだときには相談していただきたいと思います。

ただ、一番つらかったのは「せん妄患者に時間をかけて寄り添うことができなかった」ことです。せん妄患者は、意識の軽い混濁から見当識障害を生じて混乱してしまうことが多いのですが、大半の場合、患者の不安を取り除くために、訴えを傾聴し、寄り添うことで落ち着きを取り戻すことができます。しかし、その寄り添う時間がないほど、業務が詰まっているのが現状でした。寄り添う時間がない分、自分の意にそぐわない身体拘束をしなければならないケースもあり、心苦しく、葛藤することが多くありました。

■ 「自分のやりたい看護」を求めて介護老人保健施設に転職

　そのような毎日を2年間続けていると、「自分がやりたかった看護ってこれなのか？」と、疑問が沸いてきました。日々の業務に追われ、葛藤している毎日に少しずつ疲れを感じ、「もう一度、DCNをめざした初心に戻りたい」と考え、再び精神科病棟への異動を希望しました。しかし、答えは「No」でした。

　私は「ここにいては自分がダメになってしまう」と考え、最終的に決断したのが退職でした。業務に追われ、時間的な余裕がなく、患者とゆっくり時間をかけて話をすることができなかった罪悪感から、「次に働く場は、認知症の人と時間を気にせず、ゆっくり話ができる環境を選びたい」と考えました。そこで、出た答えは「認知症病棟のある介護老人保健施設」でした。

施設に来てあらためて気づいた認知症の人が "できること"

　治療の場である病院から、生活の場である老健に来て、私はさまざまな違いを経験しました。その中で印象深い3点を述べます。

■ 施設の看護師は身体管理に専念しやすい

　1点目は「施設看護師は時間的な余裕があり、利用者の身体管理に専念することができる」です。病院では看護師の仕事であった食事・排泄・清潔・移動などの介助を介護職員が行ってくれるからで、これにより、看護師は精神的に不安であったり、落ち着きがなかったりする利用者につきっきりで関わることができます。

　2点目は「施設看護師は身体的なアセスメントをして、病院に搬送すべきか、施設で管理できる範囲かの判断が求められる」ことです。老健には医師は常駐していますが、介護職員が医療的な判断を求めて

くるのは看護師です。また、身体管理に専念できるため、余計に期待されることも多いと感じました。

☐ 重い認知症の人でも自力でできることは多い

そして、3点目、これが最も驚いたのですが、「認知症が中等度以上になっても自身でできることが多い」ということです。病院では安静度制限や点滴・尿道カテーテル・レーンなどのルート類を体につけている患者が多いため、患者の行動には最善の注意を払わなければなりません。そのため、自力で歩くことができる患者でも歩行時には必ず付き添いをしたり、車いすを使用したりすることになります。また、入浴や排泄など自力では時間のかかる行為には手を貸してしまうことが多く、実際に患者がどこまで自力でできるのかを査定することができませんでした。

しかし、施設の利用者はルート類がないこともありますが、同じような歩行状態でも付き添うことなく、自力で行ってもらっています。少し語弊がありますが、言い換えると「放っておかれている状態」です。病院から施設に移ったばかりの私の感覚では、「この方、独りで大丈夫かな」と、不安だったので、単独で歩いている利用者がいると本人に気づかれないように見守ることがありました。すると、トイレの場所がわからずに探していることはあっても、排泄に関する一連の行為は自立していることが多く、驚きました。これが病院看護師と施設介護職員の感覚の違いを生むのだと思います。

キーフレーズ

認知症が中等度以上になっても自身でできることが多い

病院から施設に移って最も大きな驚きでした。病院にいたときはDCNだったのに、このことに気づくことはできていなかったと思います。「認知症の人は何もできない」ではなく、「できることはもっとたくさんあるのでは」という発想の転換が認知症看護では重要です。

DCN として施設で看護実践をする上で一番心がけていたこと

次に、私が老健にいたとき、DCN として心がけていたことを整理します。最も、大きな目標としては「職員の認知症ケアの質の向上をはかるために看護師・介護職員の実践者モデルとなること」です。

DCN として研修会を行ったり、直接指導したりすることもありますが、私は「ケアに携わる職員に実践の中で DCN としてのスキルを見てもらい、タイムリーに伝えることが職員のケア力の向上に手っ取り早い」と考えています。

「実践者モデル」としての具体的な関わりとしては、利用者が落ち着かないときに側に寄り添って話をしたり、一緒に作業をしたり、夜間に不眠がある利用者には、眠れるまでベッドサイドにいて、背中をさすったり、足をマッサージしたり、ときには添い寝をしたりと"人

の手を介した"さまざまなアプローチがあります。

　看護職は特にそうですが、介護職員も利用者が「落ち着かない」「眠らない」などの症状があると、向精神薬を使いたがります。しかし、その前に、「なぜ、落ち着かないのか？」「眠れないのか？」をアセスメントし、「そのために、どのようにアプローチができるのか」を考え、試してみることが大切です。ただ、その思考にはならないことが多いのが現状といえます。DCNとして私は、このような関わりを実践者モデルとして看護師にのみならず介護職にも示して、学んでもらうことが必要であると考えます。

　施設DCNの役割として、もう1つ、「職員のマネジメント」も考えられます。同職種の看護師だけでなく、利用者を介助する機会の多い介護職員と連携することは、利用者が健康で穏やかな生活を過ごすために必須です。常日頃から介護職員とのコミュニケーションを欠かさず、利用者の関わりなどで困っているときには積極的に相談に乗る、場合によっては、介護職員に代わって利用者と関わることで解決します。介護職員との信頼関係を強めることを心がけていました。

施設での認知症看護の実際

　ここで、施設での認知症看護を、より具体的な条件の下で振り返りたいと思います。

■ "その人らしさ"を生かす看護を考える

　病院は"治療"の場であり、患者の目的である"疾患の治療"を早期に終え、合併症をつくらず、元の生活の場に戻ってもらうことが第一だと考えます。それと対照的に施設は"生活"の場であり、過ごす期間も長く、最期を施設で迎える人もいます。利用者1人ひとりが"その人らしさ"を生かして、本人が求める生活を送ることができるように援助することが大切です。

　特に認知症の利用者に関しては、自らの意思を表現することが難しくなっているので、家族・親族からの情報を得て、本人から感じとれる"その人"らしさを推し量ることが大事だと思います。

■ "入院"のメリット・デメリットを知る

　施設から病院に入院するケースの多くは、誤嚥性肺炎・尿路感染・骨折・褥瘡の重症化などが原因です。入院期間が短いほど、生活機能の低下は少なく、施設に戻ってきて早期に生活も安定しますが、入院

キーフレーズ

「なぜ、落ち着かないのか？」「眠れないのか？」をアセスメント

　認知症看護に限らず、"その人"の思いを推し量るアセスメントで絶対に必要なのが、この視点ではないでしょうか？ このときに、自分の考えではなく、いかに認知症の人本人の考え方を想像していくかがカギになると思います。

期間が長くなればなるほど生活機能の低下が著しいと感じます。

　それとは対照的に入院をきっかけに利用者の状態がよくなるケースもあります。特に向精神薬を複数内服している利用者は、入院を機に向精神薬を中止し、身体症状だけでなく、精神症状も安定する場合も少なくありません。

☐ 施設から自宅に戻るときも十分な情報提供が必要

　老健は「中間施設」という性質上、入所期間は「おおむね6カ月」とされている、自宅での生活をめざしたリハビリ施設です。しかし、実際は10年近く入所しているケースもあり、本来の目的から外れている現状もあります。自宅に戻れるケースは、家族が熱心で介護に協力的な場合が多いように思います。

　一方、認知症の人は環境の変化に敏感で、ちょっとした違いで不安を生じたり、不眠となったり、せん妄を引き起こすことがあります。それは、認知機能の低下から自分が今置かれている現状を認識し、自分が納得して生活することが難しくなっているからです。そのため生活に慣れるまでには時間を要します。

　「施設から自宅に戻る」ということは、もともとの生活をしていた場に戻ることなのですが、特に認知症の人にとって、施設での生活に慣れている状況においては「戻る自宅は"新しい環境"」になってしまうので、自宅に戻ったからといって精神的に落ち着くわけではありません。そのため、自宅に戻るためには、一時外出から開始し、徐々に自宅での生活に慣れていくことが重要だと考えます。

　具体的な支援として、定期的な外出で自宅に慣れてきたら、次に外泊を行います。段階的に徐々に行うことで、利用者本人もそうですが、介護者も自宅での介護のイメージがついてきます。

　また、自宅に帰るに当たっては、担当となるケアマネジャーとの連携が重要です。その際、ケアマネジャーと家族だけに、その後の生活を委ねるのではなく、「施設での生活状況などの情報」を施設側から提供する必要があります。「自宅に戻った際に必要となる介護サービスは何か？」「薬の管理は誰が行うのか？」「自宅内での本人の動線に応じた手すりなどの住宅改修は必要か？」など、自宅での生活を継続していくためには事前準備が必要不可欠になります。

「在宅療養支援診療所」での看護の展開

　現在、私は老健での勤務を辞め、2019年4月から、神奈川県平塚市

キーフレーズ

自宅に帰るに当たっては、担当となるケアマネジャーとの連携が重要

　施設から在宅に戻って、特に重要だと思うのが「ケアマネジャーとの連携」です。最近は看護職のケアマネジャーの数が減ってきたので、背景職種としてはほぼ福祉・介護です。そのため、看護師として"その人"の身体の状況もしっかり伝えなければなりません。ケアマネジャーとのよりよい連携が、病院・施設・在宅をつなぐことに役立ちます。

にある在宅療養支援診療所「湘南いなほクリニック」（以下：クリニック）で働いています。クリニックは、老年精神科・内科があり、主に認知症高齢者を対象に外来と訪問診療を行っています。

認知症に強いクリニックとして、平塚市から「認知症初期集中支援事業」を受託しています。認知症初期集中支援事業というのは、自宅で生活している認知症もしくは認知症の疑いのある医療にも介護にもつながっていない方をおおむね6カ月の期間で集中的に支援し、医療または介護につなげていくというのが狙いで、国の施策の1つです。この事業は、「認知症初期集中支援チーム」を立ち上げることが必要で、クリニックで、そのチーム員を結成しています。

具体的な流れとしては、まず、対象となる人・家族から、民生委員・地域住民などを通して地域包括支援センターに相談が来ます。地域包括支援センターは、その相談を受け、情報収集から自宅訪問まで行います。そして、問題解決には至らない場合に「認知症初期支援チーム」に依頼が来るシステムです。そして、チーム員は、自宅を訪問して状態像のアセスメント、支援計画を立て、実践・評価を繰り返し、医療または介護につなげていきます。

現在、クリニックでは「外来」「訪問診療」「認知症初期集中支援チーム」の3つを柱として、地域に根づいた認知症高齢者の診療やケアを行っています。私はDCNとして、老健での経験ももとに地域での認知症看護の展開に取り組んでいるところです。

地域で認知症看護を実践するために DCN として取り組む 3 つのこと

私が今後、地域で認知症看護を展開するDCNとして力を入れたいことは大きく3つあります。

■「認知症初期集中支援チーム」での活動

1つめは、「認知症初期集中支援チーム」での活動です。地域で困っている認知症の人とその家族に、早期に介入して、「認知症の人が住み慣れた地域で、その人らしく、最期まで生き生きと人生を全うできるよう支援すること」が私の役割だと考えています。

では、どうしたらよいのか？　それが私の課題です。人それぞれ、性格・趣味・特技・好み・価値観など、今まで歩んできた人生はさまざまで、一様には支援できません。いかにその人を知るか、その人との関係性を構築するかが肝となると思います。1つひとつのケース

キーフレーズ

地域で困っている認知症
の人とその家族に、早期
に介入

認知症の人の看護は、
早期に対応することで、
その後が違ってきます。
そのためにも知っておき
たいのが地元の「認知症初
期集中支援チーム」の存在
です。専門職チームの力
を早期に活用できるよう
に、日常的につながって
いたいものです。

を大切にして、成功事例だけでなく、課題の残る事例も形として残して、学会等で多くの人に知ってもらうことも大切だと考えています。

◻ クリニックの DCN として施設にいる認知症の人への支援

2つめは、地域だけでなく、施設に入所されている認知症の人への支援です。これも地域にいる DCN としての役割と考えています。当クリニックは在宅だけでなく、施設へも訪問診療に行っています。主な施設は有料老人ホーム・グループホーム・特別養護老人ホームです。私は老健の経験があるため、利用者の生活の様子がイメージできますし、施設職員の勤務状況、苦労や悩みごともよくわかります。この経験を生かして、利用者のケアのアドバイスだけではなく、ケアをしている介護職員等をケアすることも DCN の役割ではないかと考えています。

今、どの施設も「よいケアを提供しよう」と努力しているのは感じます。しかし、マンパワー不足、職員の高齢化など人員的な問題や、ハード面での限界などから、利用者が望んでいるケアまでには道半ばのように感じます。この点でも、限られた人材、施設環境の中で、個々の施設の目標としているケアに近づけるために DCN としてサポートできるのではないかと考えています。

さらに、施設職員をサポートすることは、結果として入所している認知症高齢者のケアにつながると思っています。具体的には、訪問診療以外に定期的に施設を訪問し、主に職員の困りごとを傾聴し、施設内でできる改善案を一緒に考える機会をつくることです。

◻ クリニックにおける "まちあいカフェ" の開催

3つめは、クリニックに来る外来患者が継続して診療を受けられるように支援することです。

当クリニックでは、認知症の診断と治療を目的に、週2日（月・木）の午前中に「もの忘れ外来」を行っています。世の中の認知症への関心の強まる中、地域に根づいた当クリニックのニーズは高く、常に外来は混雑しています。

決められた時間内で、いかに患者のニーズに応え、継続して通院してもらえるように診察方法は工夫を凝らしています。それは4つの診察室で看護師と医療補助スタッフが個別に検温や問診、患者本人・家族の話をじっくり聞き、その間に院長自らが診察室を順にまわって診察するといった方法です。しかし、それでも患者が診察に来てから帰るまで、およそ1～2時間かかってしまうのが現状です。

キーフレーズ

クリニックに来る外来患者が継続して診療を受けられるように支援する

「まちのクリニック」は地域の住民が最初に"医療"につながるところでもあります。近年、認知症カフェをはじめとした認知症の人が集まれる場所を、地域のクリニックが関与して開催することが多くなってきました。自分のまちにそういうカフェがないかどうか、ふだんから注意しておくとよいと思います。

＊病院にいた頃の自分に伝えたいこと

　大学病院での経験は今の自分の看護の土台になっています。急性期や救急救命で実際の治療や処置、疾患の治癒過程を看てきた経験があったからこそ、施設や在宅で生活する高齢者の身体観察・アセスメントができるのだと思います。今、病院にいた頃の自分に声をかけるとしたら、こう伝えたいと思います。

　「病院での看護業務は多忙を極め、夜勤もあり、時間との闘いですね。体力的にも精神的にも疲弊しますが、その経験は将来の自分の看護に必ず役立ちます。そして、ある程度の経験を積む中で、自分のやりたい分野が見えてくると思います。そのときは、積極的に、その分野の専門性を極めようとしてください。看護師として、人として、磨きをかけてほしいと思います」

　そこで私は、いかに待ち時間を有意義なものにできるかを考え、「まちあいカフェ」をつくることを思いつきました。「まちあいカフェ」は、待ち時間をただ待っているだけでなく、心和やかに過ごせ、患者・家族同士が気軽に話せる空間です。

＊

　今後、認知症高齢者が急増していく中、国の施策は"地域"で認知症高齢者を支援していく流れになっています。すると、在宅療養支援診療所や訪問看護ステーション、そして高齢者ケア施設などで活躍するDCNのニーズは高くなっていくと思います。

　しかし、現時点では、全国のDCNの約9割が病院で勤務しており、在宅や施設で働いているDCNは約1割と少数です。それは、病院に導入されている「認知症ケア加算」が大きく影響していると考えられますが、今後は、世の中の流れとして地域で活躍するDCNが急増していくと思います。

第 5 章

対 談

中島 紀惠子・太田 喜久子

"老いの医療化"に惑わされず、認知症の人の"本当の姿"を見つめてほしい

中島 紀惠子 ＋ 太田 喜久子

　日本の認知症看護の先駆者であり、常に"地域に暮らす生活者の視点"から認知症の人への看護を実践・研究してきた中島紀惠子氏、同様に認知症家族看護の研究をし、日本看護協会の認定看護師制度において認知症看護領域の特定に尽力した太田喜久子氏。数年前、高齢者ケア施設に所属する認知症看護認定看護師たちが自主的に集い、勉強会をしていることを知り、定例会に参加するなど、共にその活動を温かく見守り続けています。

　ここでは、認知症看護認定看護師誕生の経緯から、認知症看護における重要な視点、本書に執筆した認知症看護認定看護師の報告についてのコメント、今後の認知症看護に求められることなどを話し合っていただきました。

中島 紀惠子

新潟県立看護大学 名誉教授
北海道医療大学 名誉教授

高知県立女子大学卒後、保健師として従事。大阪府の保健師学院教育を経て千葉大学看護学部助教授、その中で1980年に認知症の家族対象の24時間電話相談を開設。87年認知症デイケア「稲毛ホワイエ」を立ち上げる。88年から日本社会事業大学、93年に北海道医療大学看護福祉学部教授、学部長・研究科長を務めながら、94年グループホーム「ホワイエ月寒」を共同開設。2002年新潟県立看護大学学長、2009年日本看護協会看護研修学校校長を務め、2011年退任。日本老年看護学会元理事長。

太田 喜久子

日本赤十字看護大学 特任教授
慶應義塾大学 名誉教授

聖路加看護大学卒後、助産師として2年間従事。聖路加看護大学博士後期課程修了。その後、聖路加看護大学、宮城大学看護学部教授を経て、2001年より慶應義塾大学看護医療学部教授、慶應義塾大学大学院健康マネジメント研究科教授、2009年より看護医療学部学部長（2015年まで）。2018年より現職。看護小規模多機能型居宅介護サービス「坂町ミモザの家」で週1日勤務。日本老年看護学会では中島紀惠子理事長の後を継ぎ、2010年度から2012年度に理事長を務めた。

日本老年看護学会の働きかけで「認知症看護認定看護師」が誕生

中島 ▶　今日の対談では、最初に、この本（『認知症 plus 生活の継続』）の執筆者である認知症看護認定看護師（以下：DCN）がどのようにして誕生したかを振り返りましょうか。当時、日本看護協会との交渉の先頭に立っていたのは太田さんですから、説明していただけますか？

太田 ▶　いえいえ、中島先生も一緒に動いてくださったからこそ実現できたことです。まず、当時の状況ですが、まだ「認知症」ではなく、「痴呆」と呼ばれていたころから始まります。最初に動き出したのは 2003 年頃からでした。日本老年看護学会の理事長を中島先生が務められていて、「やはり看護の立場で痴呆の人をちゃんと専門的にケアできる人材を育てるのは、日本老年看護学会としての使命だろう」と話し合い、「老人痴呆看護認定看護師検討委員会」が立ち上がりました。これは、1995 年から日本看護協会が制度化していた"認定看護師"の新たな特定分野として「老人痴呆」を申請するための委員会でした。

　委員会では、老人痴呆看護認定看護師教育の目的として「老人の生命、生活の質、尊厳を尊重し、痴呆の発症から終末期に至る病状管理および療養生活環境の提供に秀でた看護師の育成、ならびに培った専門的な知識や技術を同僚や他職種に広め、痴呆看護の質の向上に貢献する看護師を育成すること」としました。当時、何らかの介護・支援を必要とする認知症高齢者は、2015 年に 250 万人と推計されていて認知症を専門とする看護師のニーズは高くなると思っていたのですが、日本看護協会に特定分野を認めてもらうまではけっこう大変でした。「エビデンスのある方略をあなたたちは持っているの？」と協会の方に言われてしまうのです。例えば、皮膚・排泄ケアなどは"何をする人なのか"がすぐにわかりますし、がんの看護でもそうですよね。では、「痴呆の認定って何をする人なの？」というわけです。

中島 ▶　そうそう、日本看護協会との交渉から戻ってきては、よく私は「現場は困っているのに、なんでわからないの？」なんて愚痴っていましたが、太田さんは謙虚だったから（笑）。でも、「病院にも、これから認知症の患者がたくさん増えて、看護師もつらい思いをするだろう。認知症看護のプロを育成する必要性がある」と、協会側も思ってきたようでしたね。

太田 ▶　はい、こちらも、もうその頃には病院には不穏な患者もいたし、現場が困っていることは繰り返し説明しました。そして、2004 年 11 月には「認知症高

齢者看護」が特定分野として認定され、そこからは早かったですね。2005年4月には日本老年看護学会が開発した教育プログラムにより、認定看護師の教育課程が東京・清瀬の日本看護協会看護教育研修センターで開始されました。

認知症の人のケアに関わる看護師は「老いの医療化」に惑わされることなく

中島 ▶ 私は最初、DCNは在宅や施設の場にいて、早期退院した認知症患者が早く普通の生活を取り戻すケアのあり方を学んでもらうようにと考えていたのですが、教育課程1期生の9割が急性期病院の看護師で、ちょっと驚きましたね。

太田 ▶ そうですね。病院から「6カ月、とにかく研修に行きなさい」と言われて来た人が多かったように思います。

中島 ▶ 認知症ケア・認知症看護の価値観という面で、在宅・施設と病院とでは考え方が違う。病院はやはり「治療中心」に偏りますから。施設・在宅も「治す」ことは大切ですが、それ以上に「治せないけど、良くする」という価値観が優先する。それは認知症の人でも高齢者でも、生命の消耗を最小限に抑え、生活環境の質を担保することと病む人の意向に関心を寄せることが重要と認識する世界です。病院にいると、そこを理解できたとしても実行するのは難しい。

太田 ▶ さらに、病院からの業務命令で「なんで、私が？」という人もいたかもしれませんね。でも、そういう方たちでも、教育課程を受講する中で、考え方が変わるような経験をしたと思うのですが……。

中島 ▶ もちろんです。ただね、そういう意識の変わった人も病院に戻って「さあ、認知症看護の教育課程で学んだことで病棟を変えるぞ」と意気込んでも、病棟はあまり変わってくれない。病院モデルというか、病院固有の文化は強固だからね。DCNひとりが認知症看護を展開しようとしても無理があります。

今、私は「老いの医療化」が進んでいることが気になっています。だって、老いることそれ自体は医療の対象ではありませんよね。でも、最近言われる「認知症の予防」に関連して、老いまでもが医療産業に囲い込まれている。このことを強く思うようになりました。もちろん「認知症の予防」を否定するのではありませんけれども、「老いてゆく」というのは人生を"ちゃんと生きて、死ぬ"ということかと。この文脈の中に"看取りケア"もあるし、認知症ケアもあると思うの。それを「認知症予防」という名の「医療」に認知症ケアがからめとられると、肝心の認知症の個々人の生きる力や、それを支える認知症看

護や認知症ケアの専門性を探求する知・心・技の力を維持しにくくなる、ということです。逆に、病院の DCN が「この人はレビー小体型認知症だ」と症状にのみに焦点を当てて、ジェネラリストの看護師を指導してしまうのもよくないよね。DCN も認知症の人のケアに携わる看護師も認知症の人の"努力して生きる時々の強さや弱さ"を正しくアセスメントして支援してほしいですね。

「生活の継続」を支える看護が存分に語られる DCN の報告

中島　▶　　今、DCN の多くは病院に所属しています。そのような中で、本書の執筆者18 人は特別養護老人ホーム・介護老人保健施設・有料老人ホーム・グループホームなど"在宅ケア"に連動し、家族や多職種と連携することが日常的な活動になっている DCN です。みなさんの原稿を読んでの太田さんの感想はどう？

太田　▶　　はい、感想の前に DCN の所属状況を調べてきましたので、まずそちらを紹介しますね。2020 年 1 月時点で、日本看護協会のホームページで検索してみると、DCN の資格取得者は 1564 人で、そのうち 1127 人が「病院」で登録しています。一方、「地域」で活動している DCN は、「訪問看護ステーション」27 人、「診療所・クリニック」8 人、そして「介護保険施設等」57 人です。3 つで 92 人ですから、DCN 全体の 6％にも満たないのですね。私は2017 年時点で一度、調べてみたことがあるのですが、もう少し増えているかと思っていて驚きました。ただ、「介護保険施設等」の認定看護師自体 98 人しかおらず、2 番目に多い「緩和ケア認定看護師」が 12 人ですから、その中でDCN は最も多くなっています。でも、もっと増えてほしいですね。

中島　▶　　その通りですね。本書第 4 章に登場する岩本さん（166 ページ）は、大学病院から地域の病院に勤め、そこから訪問看護ステーション・老健・特養と経験を積み、そして今、地域のクリニックで認知症看護に取り組んでいる。まさに理想とする DCN 像ですよ。

太田　▶　　岩本さんのお話は印象深いものでしたね。施設で求められている看護師の役割として、例えばバイタルサインのチェックやいろいろな処置があり、一方、介護職は食事やトイレへの援助が求められている。でも、看護職が食事やトイレのケアに入ることで、今まで見えてこなかったものが見えるようになった。そういうことをとても強調されています。

中島　▶　　そう、他の執筆者も、看護がごく自然に介護をしていることが普通に書かれ

ていて素敵でしたね。よく「連携」となると、「看護と介護の業務分担はこうです」とか「看護師の役割は介護職の指導です」が圧倒的に多いわけですよ。しかし、私に言わせれば、岩本さんが書いていることのほうが普通で、全然、特別なことではない。だって、"一緒に補い合って"関わらなければ、見えるものも見えてこないじゃないですか。看護と介護がお互いに見えるものが"共有"できて初めて、その人の「生活の継続」が成り立っていくわけですから。

太田　▶　岩本さんはいろいろな制度がまだ整っていない中で、自分なりにさまざまな疑問を感じては、それを切り開いていかれています。この「人に言われて」ではなく、「自分がこうしたい。だから、こういうことをしよう」という姿勢は、非常に印象深かったですね。多職種連携や身体拘束のことも事例を踏まえながら具体的でした。

　　　　それから、第1章の渡邊さん（028ページ）のお話も認知症看護で大切なことを強調されていたように思います。特に「認知症の人は死ぬまで"変化し続ける人"だと理解する」ことや「その人が発するサインや意思表示を"受ける"技術を高める」ことの大切さをはっきりと示されていました。

中島　▶　私も渡邊さんの「生活史は"その人"を理解するための材料に過ぎない」という意見がとてもいいと思いました。生活歴を調べることは必要ですが、その人の"今の生活の変化"をみることを通して生活歴をみる意味があるのだ、という考えをしっかり書いていました。

太田　▶　第2章の坂本さん（097ページ）のお話も、DCNでありながら、認知症の母親への介護が思うようにいかないジレンマ、そしてそれを乗り越えようとすることが率直に書かれていて感銘を受けました。そのほかの方の報告からも、自分として認知症看護にとても魅力を感じていることがよく読み取れました。

　　　　そして、もっともすごいと思ったのは、ほとんどの方が職場を辞めて、自分の意思で認定看護師の教育課程を受講しているところです。最近は看護教育の実習の場として施設が選ばれることも多くなってきました。DCNのいる施設で実習を受けた学生はラッキーですよね。

中島　▶　本当に施設で働いているDCNは「金の卵」ですよ。本書は、病院でしか働いたことのない看護師にもいっぱいのメッセージがあり、伝えられるものも多いと思う。それは間違いのないことだけれども、ちょっとだけ厳しいことを言わせてもらうと、内容の深め方がもう少しあったらよかったかな。「施設の会」のDCNなんだし、看護界にとって"金の卵"なんだから、経験した事例をいろいろな角度からより深く考えてほしい、と思いました。

認知症の人の尊厳を守るためにもバリアのない看護を、そして自らも豊かな社会生活を送る

中島　▶　最後に、これから DCN としてどうあって欲しいか、これを考えましょうか。

太田　▶　そうですね。実は、施設というか、地域全体で「こんな DCN の働き方があってもいいな」と考えていることがあります。それは "バリアのない看護" とでもいいますか、組織や機関の壁を越えていく看護です。

　　例えば、月曜日は病院、火曜日は特養、水曜日は訪問看護ステーションなど、組織に所属するのではなく、その DCN が基盤とする地域の中で、関係する多職種とともにダイナミックに認知症看護を展開していく。そうすれば、その地域で起こってくる変化もすぐにキャッチできるし、どこにどう働きかけていくかもわかるように思うのです。DCN という認知症看護の実践家が、あの人は在宅でこんな生活をしているけれど、利用している施設ではこうで、ときどき入院する病院での様子もみることができる。そして、入院をしていたら早く在宅に戻っていただく。ちょっと現実離れしているかもしれませんが……。

中島　▶　確かに。「地域包括ケア」の大事な部分を担う者として、看護職のケアがある——そういう自覚が必要ですね。そのためにも、病院や施設ということだけでなく、地域のいろいろなことに興味を持ってほしいよね。そして "いい仲間" に恵まれてほしい。DCN がある施設に行ったら「あの人、飲み屋さんで会った。楽しかった」みたいな関係ができて、そこから実のあるネットワークができて広がっていくこともある。

太田　▶　本当にそう思います。

中島　▶　最後に一言。まず、「認知症は、まだまだわからないことがいっぱいある」ということ。「予防」をはじめとして、認知症の早期 "診断" に重点が置かれると、認知症を否認する人間感情を駆り立てることにつながり、それは「差別」に結びついてくると思うのです。認知症ケアでの一番大事なことは、この差別から人間としての権利を守る支援です。そのために、DCN は認知症の人の周囲の "環境" を整えることへの感受性が豊かであってほしい。

　　環境を整える力を身につけるには、看護師自身が豊かな社会生活を送っていないと難しいように思います。認知症の知識を身につけるのは専門家として当然ですが、自らの社会生活も充実したものにするための努力も惜しまないでほしいですね。

[2020 年 1 月 18 日収録]

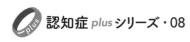
認知症 plusシリーズ・08

認知症 plus 生活の継続
認知症看護認定看護師の実践が明らかにする "生活" を考えたケア

2020年2月25日　第1版第1刷発行　　　　　　　　　　　　〈検印省略〉

編集●認知症看護認定看護師「施設の会」

発行●株式会社 日本看護協会出版会

〒150-0001　東京都渋谷区神宮前5-8-2　日本看護協会ビル4階
〈注文・問合せ/書店窓口〉Tel / 0436-23-3271　Fax / 0436-23-3272
〈編集〉Tel / 03-5319-7171
https://www.jnapc.co.jp

デザイン●大野リサ

表紙カバーイラスト●コーチはじめ

本文レイアウト●新井田清輝

印刷●株式会社 フクイン